AYURVEDA

Principi base dell'alimentazione ayurvedica:

La natura degli alimenti, gli abbinamenti, la dieta

Patricia Bednersh

DISCLAIMER

Questo libro è stato scritto solo per dare informazioni di base. È stato fatto ogni sforzo possibile per rendere il libro più completo ed accurato possibile.

Tuttavia, ci possono essere errori sia nella tipografia sia nel contenuto. In più, le informazioni contenute in questo libro sono aggiornate alla data di pubblicazione. Quindi va usato come una guida, e non come l'unica sorgente di informazioni.

Lo scopo di questo libro è di educare. L'autore ed editore non garantisce che le informazioni contenute in questo libro siano complete, e non è ritenuto responsabile per errori ed omissioni.

L'autore e l'editore non avranno alcuna responsabilità nei confronti di qualsiasi persona o entità in relazione a qualsiasi perdita o danno causato direttamente o indirettamente da questo libro.

Questo contenuto è stato creato al solo scopo di fornire informazioni pertinenti su un argomento specifico, per il quale è stato fatto ogni ragionevole sforzo al fine di garantire la sua accuratezza. Acquistando questo contenuto, acconsenti al fatto che l'autore, così come l'editore, non siano in alcun modo esperti degli argomenti contenuti nel presente documento, indipendentemente da qualsiasi dichiarazione possa essere fatta all'interno. Come tale, tutti i suggerimenti o le raccomandazioni che vengono fatte all'interno, sono puramente a scopo di intrattenimento. Si consiglia di consultare sempre un professionista prima di intraprendere qualsiasi consiglio o tecnica discussa all'interno.

La riproduzione, la trasmissione e la duplicazione di qualsiasi contenuto presente in questo documento, comprese le informazioni specifiche o estese, verranno interpretate come atto illegale, indipendentemente dalla forma finale che le informazioni potranno assumere. Ciò include le versioni copiate dell'opera fisica, digitale e audio, a meno che non sia stato fornito un consenso espresso dell'editore. Eventuali diritti aggiuntivi riservati.

Inoltre, le informazioni che possono essere trovate nelle pagine descritte devono essere considerate sia accurate che veritiere quando si tratta di fatti raccontati. Pertanto, qualsiasi utilizzo, corretto o errato, delle informazioni fornite renderà l'editore libero da responsabilità in merito alle azioni intraprese al di fuori del loro ambito diretto. Indipendentemente da ciò, non ci sono scenari in cui l'autore originale o l'editore possono essere ritenuti responsabili in qualsiasi modo per eventuali danni o difficoltà che possono derivare da una qualsiasi delle informazioni qui discusse.

Inoltre, le informazioni nelle pagine seguenti sono intese solo a scopo informativo e dovrebbero quindi essere considerate universali. Come si addice alla sua natura, è presentato senza certezza per quanto riguarda la sua validità prologata o qualità intermedia. Marchi registrati senza consenso scritto e che non possono in alcun modo essere considerati un avallo da parte del titolare del marchio.

INDICE

Introduzione: Che cos'è l'Ayurveda

Ti sei mai chiesto se quello che mangi tutti i giorni sia effettivamente quello di cui hai bisogno? Ti sei mai preoccupato del fatto che alcuni cibi possano essere più o meno digeribili dal tuo stomaco? E per quanto riguarda l'abbinamento di più ingredienti? Probabilmente non berresti volentieri un bicchiere di succo d'arancia e subito dopo un bicchiere di latte… Ci sono abbinamenti che conosci già come dannosi, altri che sai essere dannosi ma che continui a mangiare perché troppo buoni. Non tutti sono informati sulla natura degli ingredienti e sull'effetto che hanno sulla nostra salute, in questo libro ho concentrato i punti salienti della scienza ayurvedica allo scopo di fornirti delle indicazioni sull'alimentazione secondo il punto di vista Ayurveda. Ma in cosa consiste questa scienza millenaria? L'Ayurveda è un metodo di guarigione olistica tradizionale indiano. Tradotto dal sanscrito, Ayurveda significa "la scienza della vita". Ayur significa "vita" e veda significa "scienza". È un sistema indiano che dipende in gran parte dall'aiuto che si può ricavare dalle piante per formare la maggior parte dei rimedi della sua medicina. Erbe, spezie, semi, radici, foglie, steli, petali e fiori sono profondamente radicati in tutte le case indiane. I "rimedi casalinghi" sono popolari, e alcuni membri della famiglia sono abili nel curare anche disturbi complessi con formulazioni semplici ed economiche che, a volte, hanno dato risultati meravigliosi e sorprendenti, ma che nella maggior parte dei casi rientrano solo nella superstizione. Oggi in tutto il mondo stiamo cercando un sistema di guarigione naturale che sia completo, che non sia semplicemente una forma curiosa di guarigione popolare ma un sistema di medicina reale e razionale, sensibile sia alla natura che alla Terra. Questo è esattamente ciò che l'Ayurveda ha da offrire, poiché ha una tradizione clinica millenaria e un metodo di trattamento naturale completo che va dalla dieta, alle erbe e al massaggio. Esatto, parliamo di molti campi di applicazione, ma in questo libro ci concentreremo solo sull'alimentazione. Con l'Ayurveda impariamo ad osservare la dieta corretta, a migliorare il nostro sistema immunitario, a fare un corretto uso dell'energia sessuale e a ottenere il ringiovanimento. L'Ayurveda offre un modo di vivere che può portarci a un nuovo livello di consapevolezza. Senza tale saggezza naturale, potremmo trovarci non solo non in salute, ma anche infelici e spiritualmente confusi. Chiaramente, l'Ayurveda non si limita solo ai rimedi con le erbe, ma rappresenta un vero e proprio stile di vita che nasce da una cultura millenaria, con veri e propri principi di condotta che si spingono oltre l'approccio medico. Ho già approfondito lo stile di vita ayurvedico nel mio primo libro: Patricia Bednersh, *Ayurveda: La guida rapida per principianti sullo stile di vita Ayurveda*.

In questo libro invece, voglio entrare più nello specifico sull'alimentazione e su tutto quello che riguarda la visione ayurvedica riguardo il cibo. Non troverai programmi di dimagrimento poiché questo non riguarda lo scopo di questo libro. L'obiettivo infatti è quello di riportare la visione ayurvedica riguardo i cibi, comprenderne la natura, la compatibilità in base alle nostre caratteristiche, gli squilibri che possono comportare alla nostra salute, e soprattutto i vari abbinamenti tra loro. Come scoprirai più avanti, anche solo mangiare un cibo appena cotto assieme ad uno riscaldato può comportare dei problemi a livello digestivo. Tutti noi sappiamo, consciamente o inconsciamente, che alcuni cibi non vanno mischiati insieme perché in qualche modo abbiamo già fatto una brutta esperienza in merito. Per esempio, più o meno tutti siamo al corrente che la frutta non andrebbe mangiata durante i pasti perché in qualche modo "appesantisce" la nostra digestione, eppure nonostante ciò continuiamo a mangiarla insieme a tutto il resto. Quante volte ci è capitato con il famoso melone o con la banana? Più avanti scopriremo che il melone andrebbe mangiato lontano dai pasti e soprattutto senza mischiarlo con altro proprio perché è molto complicato da digerire. Leggerai degli abbinamenti consigliati e sconsigliati, e su alcuni di questi penserai: "Si è vero! Ora che ci penso quell'abbinamento mi ha appesantito ogni volta che l'ho mangiato!". Puoi anche ricorrere alla tua memoria semplicemente leggendo un abbinamento, e focalizzandoti sulle sensazioni che provi nel tuo stomaco, infatti anche solo leggere e immaginare due cibi insieme può attivare la salivazione e il sistema digestivo, stimolando la memoria di quell'esperienza e tutte le sensazioni piacevoli e spiacevoli.

Come ti ho già anticipato, non approfondiremo i principi dell'Ayurveda, anzi, faremo solo un breve riassunto di questi per poi passare direttamente agli alimenti.

Buona lettura!

Principi e teoria dell'Ayurveda

Iniziamo ad introdurre in modo molto riassuntivo i principi base dell'Ayurveda che ci serviranno più avanti per comprendere meglio le indicazioni sul cibo. Il sistema ayurvedico si basa sull'utilizzo intenso di erbe e la sua teoria di fondo ruota intorno allo squilibrio e al deterioramento di tre umori che vengono chiamati "Dosha".

Etere (Akash), Aria (Vayu), Fuoco (Agni), Acqua (Jal) e Terra (Prithvi) sono i cinque grandi elementi che compongono tutti i sistemi viventi. Secondo la visione ayurvedica, questi elementi cambiano e interagiscono costantemente e possono essere semplificati in tre Vitiazioni (Dosha). Quando questi Dosha rimangono in armonia ed equilibrio, la salute del corpo non viene disturbata ma, quando il loro equilibrio viene disturbato, insorge uno stato di malattia. Tutta la teoria ruota intorno al mantenimento dello stato di equilibrio di questo Dosha che vengono costantemente influenzati da innumerevoli fattori interni ed esterni.

I tre Dosha sono:

- Vata (Vento),
- Pitta (Bile),
- Kapha (Phlegm).

La predominanza di uno dei tre Dosha, determina la personalità di un individuo che sarà di conseguenza:

- Vata-Prakriti,
- Pitta-Prakriti,
- Kapha Prakriti.

Vata, formata dall'etere e dall'aria, governa tutti i movimenti della mente e del corpo e deve essere mantenuta in buon equilibrio. Secondo l'ayurveda il suo squilibrio produce più di 80 malattie.

Pitta, formata dal fuoco e dall'acqua, governa il calore, il metabolismo e la trasformazione nella mente e nel corpo. Secondo l'ayurveda il suo squilibrio produce più di 40 malattie.

Kapha, formato da terra e acqua, cementa gli elementi nel corpo, fornendo il materiale per la struttura fisica. Secondo l'ayurveda il suo squilibrio produce più di 20 malattie.

Ogni persona ha una miscela individuale dei tre Dosha, con uno o talvolta due Dosha predominanti.

Questi Dosha vengono considerati come tre differenti energie vitali e si differenziano tra loro in base alla posizione nel corpo e della loro funzione. Come abbiamo già detto, quando i Dosha sono in equilibrio tra loro si ha uno stato di salute, se al contrario sono in fase di squilibrio allora può insorgere una malattia. Queste tre energie possono essere influenzate da fattori differenti come ad esempio lo stile di vita, l'adattamento ai cambiamenti stagionali, il contatto con la natura e la dieta.

Vengono anche chiamati "Tridosha" che è un termine sanscrito composto da Tri-Dosha (tre-costituzione). La costituzione individuale è infatti riconducibile ad una o più delle tre energie di base, e cioè Vata, Pita e Kapha che sono tre principi attivi basilari per il funzionamento dell'uomo e dell'universo e controllano le funzioni fisiologiche. Ogni Dosha ha caratteristiche differenti ed è presente in tutto il corpo seppur con concentrazioni diverse a seconda della posizione. I trattamenti per la buona salute, lo stile di vita, l'esercizio fisico, l'adattamento stagionale, le terapie di purificazione "Panchakarma", le terapie di tonificazione "Rasayana", il massaggio, e la dieta sono fondamentali per il mantenimento di tale equilibrio.

Posizione dei Dosha

Possiamo trovare i Dosha in tutto il nostro corpo ma ci sono delle aree specifiche in cui queste energie risultano molto più evidenti e si centralizzano.

- **Kapa** è posizionato nella zona altra del nostro corpo, quindi nella testa, nel naso, nella gola, nel torace, nella parte alta dello stomaco, nelle articolazioni e nel tessuto adiposo.
- **Pitta** invece è posizionato nella parte mediana del nostro corpo, quindi nel fegato, nel duodeno, nei reni, nel sistema linfatico e nel sangue.

- **Vata** è il più basso dei tre, ed possiamo trovarlo nella vescica, nel colon, nella zona pelvica, nelle gambe, nelle cosce e infine nelle ossa

Vi sono quindi tre Dosha chiamati anche Tridosha ma non finisce qui, infatti esistono altre aree più piccole dislocate in altre aree del corpo che vengono chiamate "subdosha". È un concetto molto simile a quello dei Chakra che sono 7 ma, se consideriamo i Chakra minori arriviamo a 108, e anche a 10000 se consideriamo i punti. Per ora ci basta sapere che esistono i tre Dosha principali ma in realtà ne esistono molti altri più piccoli.

La qualità dei Dosha

La qualità dei Dosha varia in funzione della prevalenza dei cinque elementi. Ad esempio:

- **Vata**, composto prevalentemente da spazio e aria, generalmente è secco, freddo, ruvido, mobile, leggero, permeante e sottile.

- **Pitta**, prevalenza di fuoco e acqua, è liquido caldo, leggermente untuoso, acuto, dall'odore sgradevole, piccante e acuto.

- **Kapa**, composto di acqua e terra, è freddo, denso, stabile e lento, viscoso e pesante, liscio, appiccicoso e soffice.

Conoscere la composizione e le qualità dei Dosha ci serve proprio per poterli associare al cibo Cerchiamo infatti di trovare le corrispondenze nelle caratteristiche, ad esempio se un alimento o un comportamento racchiude le stesse caratteristiche di un Dosha, allora farà crescere quel Dosha, al contrario invece, gli alimenti che hanno caratteristiche opposte a quel Dosha, lo faranno diminuire. Il procedimento è abbastanza logico, e ora ne vediamo un esempio: Nel Dosha vata, lo spazio e l'aria sono elementi principali, quindi vengono associati ad alimenti che producono aria come i legumi. Non solo, anche la mobilità è una caratteristica di vata, quindi uno stile di vita con questa caratteristica contribuirà al suo aumento. Al contrario, alimenti acquosi e viscosi tenderanno a farlo diminuire. In modo molto sintetico abbiamo parlato dei principi di base dell'Ayurveda, ci sarebbe molto altro da dire per comprendere più a fondo ma non è in questo libro che tratteremo tali argomenti. L'importante è avere i concetti di base e poterli applicare già da subito dalla dieta.

C'è una stretta correlazione tra i Dosha e i Chakra che siamo abituati a sentire continuamente, infatti all'interno del nostro corpo scorre energia bio-elettrica che agisce su diversi piani, influenzandoci sotto vari aspetti. Questa energia si concentra in vari punti del corpo, in particolare in 7 punti chiamati appunto Chakra. Il termine Chakra viene dal sanscrito, e viene tradotto come "ruota" proprio perché questi Chakra ruotano in senso circolare, essi sono divenuti molto popolari nella nostra cultura grazie allo Yoga e ad altre discipline che si fondano proprio sulla comprensione di queste energie.

I Chakra sono connessi ai nostri organi, e ognuno svolge una funzione specifica. In realtà, nel nostro corpo sono presenti altri Chakra detti "minori" e sono 108 (punti di "Marma"), oltre questi ne esistono altri ancora più piccoli, fino a superare i 10.000. Questi importanti centri energetici sono posizionati lungo la colonna vertebrale, dalla sommità del capo fino ai genitali. Non approfondiremo i Chakra in questo libro ma ci basta renderci conto che ad ogni Chakra viene associato un colore diverso, così come per la posizione, elemento, animale, pietra, incenso, e altro... Se pensiamo invece ai Dosha, ci accorgiamo che essi combinano più elementi in proporzioni diverse, generando una vera e propria unicità dell'individuo. In ogni caso, mettere in relazione i Dosha e i Chakra rispettivamente dalla scuola Ayurveda e Yoga, è molto complesso e richiede un profondo studio che va ben oltre questo libro.

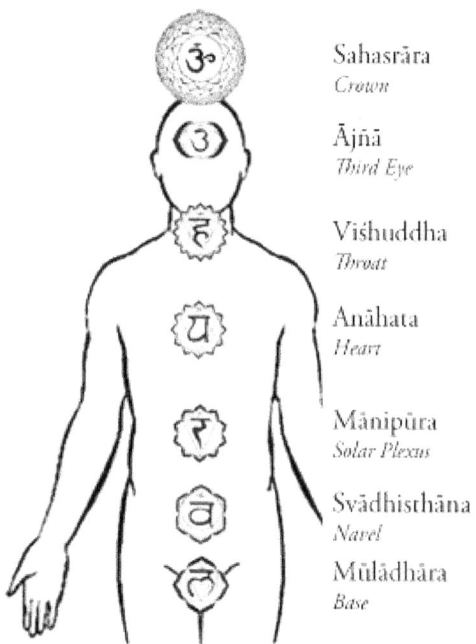

Sahasrāra
Crown
Ājñā
Third Eye
Viśhuddha
Throat
Anāhata
Heart
Mānipūra
Solar Plexus
Svādhisthāna
Navel
Mūlādhāra
Base

Erbe comuni utilizzate nelle medicine ayurvediche

Parliamo ora delle erbe più utilizzate nella medicina ayurvedica. Come sappiamo, questa scienza si basa su moltissimi aspetti, sulle energie dei Dosha, sullo stile di vita, sull'alimentazione, sulle terapie, sui massaggi, e per tutto questo si serve anche di erbe mediche con particolari proprietà. Molte di queste sono a noi sconosciute, ed è sorprendente notare esistano piante con eccellenti proprietà curative che non vengono affatto utilizzate. Tutti crediamo che l'arancia sia la prima scelta quando abbiamo bisogno di vitamina C, ma quanti di noi verificano se effettivamente questa informazione sia vera? Quasi nessuno, un po' tutti ci fidiamo perché "si sa, la nonna ci ha sempre fatto la spremuta perché contiene vitamina C". In realtà, tornando nel mondo reale (e non in quello delle nostre nonne o mamme), l'arancia è quasi in fondo alla classifica di frutta e verdura contenente vitamina C. Sapevi che 100g di arancia contengono solo 50mg di vitamina C? E sapevi che invece 100 g di peperoni possono contenere anche fino a 150mg di vitamina C? Il triplo! L'Amalaki di cui parleremo tra pochissimo, è un frutto quasi sconosciuto in Italia ed è in grado di contenere anche 20 volte la vitamina C di un arancia!

Non c'è da stupirsi poiché di esempi come questi ne troviamo a decine, e fondamentalmente dovremmo renderci conto di due cose:

- Molte delle nostre "convinzioni" sulle presunte proprietà dei cibi che conosciamo sono da verificare e da rivedere,
- Esistono moltissimi frutti, erbe, verdure, e alimenti in generale, che hanno proprietà straordinarie e noi neppure ne conosciamo l'esistenza (ovviamente perché non vengono pubblicizzati, commercializzati o importati, e questo renderebbe il loro prezzo troppo alto).

Amalaki (Amla o uva spina indiana o Emblica officinalis) - Si ritiene che il frutto abbia il più alto contenuto di vitamina C di qualsiasi sostanza naturale presente in natura. Mantiene l'equilibrio tra i tre Dosha e controlla efficacemente i problemi digestivi, rafforza il cuore, normalizza il colesterolo, previene il cancro, sviluppa e sostiene il meccanismo di difesa, migliora la vista e disintossica il corpo. Si dice che l'Amla abbia 20 volte più vitamina C dell'arancia. Il suo contenuto di vitamina C è compreso tra 625 mg e 1814 mg per 100 grammi. Altri studi mostrano che l'Amla aumenta il numero dei globuli rossi e l'emoglobina. Una ricerca ha scoperto che quando Amla viene assunto regolarmente come integratore alimentare, contrasta gli effetti tossici dell'esposizione prolungata a metalli pesanti ambientali, come piombo, alluminio e nichel.

Ashwagandha (Winter Cherry o Withania Somnifera) - È una delle erbe principali per la promozione di oja e per il ringiovanimento del corpo. È un noto promotore della produzione del seme e tratta l'impotenza e l'infertilità. Studi clinici dimostrano che l'Ashwagandha ha proprietà antibatteriche, antitumorali, antinfiammatorie e immunomodulanti. Ha forte azione anti-stress, aumenta la capacità di memoria e di apprendimento. Si è anche rivelato utile nei disturbi reumatici e artritici come dolore, gonfiore, ecc

Arjuna (Terminalia Arjuna) - È un tonico cardiaco di alta qualità. Terminalia arjuna, è noto per essere utile per il trattamento dei disturbi cardiaci dal 500 a.C. La ricerca clinica ha indicato la sua utilità nell'alleviare il dolore anginale e nel trattamento della malattia coronarica, dell'insufficienza cardiaca e forse dell'ipercolesterolemia. "L'estratto di corteccia di Terminalia arjuna, 500 mg ogni 8 ore, somministrato a pazienti con angina stabile e ischemia, ha portato a un miglioramento dei parametri clinici durante il tapis roulant rispetto alla terapia con placebo." Così recita il risultato di una ricerca clinica.

Brahmi (Bacopa, Gotu Kola) - Brahmi è noto come "il cibo per il cervello". Tradizionalmente il Brahmi è usato come tonico mentale, per ringiovanire il corpo, come promotore della memoria e come tonico nervoso. Aiuta ad avere una mente calma e chiara e migliora la funzione mentale. La ricerca moderna afferma che il

Brahmi migliora la memoria e aiuta a superare gli effetti negativi dello stress. È particolarmente adatto per gli studenti in quanto migliora la capacità della mente di apprendere e concentrarsi e per una persona anziana che spera di riguadagnare o conservare più a lungo la memoria. È unico nella sua capacità di rinvigorire i processi mentali riducendo al contempo gli effetti dello stress e dell'ansia nervosa. Come tonico nervoso, Brahmi è stato usato per aiutare le persone colpite da ictus, esaurimento nervoso o disturbo da deficit di attenzione. Le migliori formule ayurvediche per il cervello e la memoria contengono brahmi, così come molti dei composti che promuovono la longevità.

Guggulu (Shuddha Guggulu, Guggul, Commiphora Mukul) - La ricerca moderna mostra che è l'erba ayurvedica principale per il trattamento dell'obesità e del colesterolo alto. Gli studi dimostrano che la guggulu abbassa il colesterolo sierico e i fosfolipidi e che protegge anche dall'arterosclerosi indotta dal colesterolo. Guggulu promuove anche la riduzione del peso corporeo. Ha inoltre proprietà antinfiammatorie ed è efficace nel trattamento dell'artrite e di altri dolori articolari.

Karela (melone amaro, zucca amara, Momordica Charantia) - È stato segnalato che almeno tre diversi gruppi di suoi componenti hanno azioni di riduzione della glicemia. Questi includono una miscela di saponine steroidei note come charantin, peptidi insulino-simili e alcaloidi. Studi scientifici hanno costantemente dimostrato che il melone amaro abbassa il livello di zucchero nel sangue del diabete di tipo 2. Probabilmente potrebbe ridurre l'assunzione di farmaci antidiabetici da parte dei pazienti. Inoltre il melone amaro ha due proteine che si ritiene possano aiutare a controllare il virus dell'HIV.

Neem (Azadirachta Indica) – Il Neem è uno straordinario purificatore del sangue, ottimo per tutte le malattie della pelle come acne, eczema, psoriasi, per i denti e le gengive. Neem è incluso nella maggior parte dei prodotti ayurvedici per la pelle perché è efficace sia come applicazione esterna che ingerito.

Shilajit (Mineral Pitch, Asphaltum) - Shilajit è uno dei principali composti ayurvedici per ringiovanire il corpo. Esso è un afrodisiaco, ha proprietà anti-invecchiamento e aiuta nel trattamento del diabete e dei problemi urinari. Il Charaka Samhita stabilisce che una persona deve utilizzare shilajit per un minimo di un mese prima di iniziare a rendersi conto che la rigenerazione si sta attuando. Viene anche usato per trattare l'impotenza e l'infertilità. È ben noto che Shilajit restituisce la libido ai livelli dell'adolescenza. C'è un detto popolare degli indigeni che vivono nella regione himalayana secondo il quale la Shilajit rende il corpo forte come una roccia.

Shallaki (Boswellia Serrata, Salai Guggul) - La ricerca moderna indica che l'erba Boswellia può aiutare a trattare la mobilità articolare, il dolore e può essere un rimedio utile per una grande varietà di malattie infiammatorie come l'artrite reumatoide e l'artrosi. Un recente studio clinico rimarca gli effetti positivi dell'estratto di Boswellia Serrata nell'osteoartrosi del ginocchio. Boswellia dà giovamento anche nel trattamento del mal di schiena, del dolore al ginocchio, nei dolori articolari e nell'artrite. Questa erba è stata anche proposta come possibile terapia per la malattia di Crohn e la colite ulcerosa.

Triphala (Amalaki, Bibhitaki, Haritaki) - Triphala ha le proprietà di tre famosi nutrienti: amla, haritaki e bibhitaki. Il vantaggio di quest'erba è che è più mite nell'azione e maggiormente equilibrata nella formulazione. Ha un'azione detergente e disintossicante. Usato regolarmente, è buono per una disintossicazione soft e lenta del tratto digestivo e dei tessuti profondi. Facendone un costante utilizzo, ha anche la capacità di normalizzare tutti e tre gli umori.

Tulsi (Holy Basil, Ocimum Sanctum) - Il suo stesso nome, Holy Basil, attesta la sua natura sacra. È una pianta sacra venerata in molte case indiane ed è un must in ogni casa indù. Il "basilico sacro" è un ingrediente importante di molti sciroppi per la tosse ayurvedici. Dà sollievo dallo stress e la ricerca moderna ha scoperto essere un rimedio utile per problemi respiratori, raffreddore, febbre e tutti i tipi di tosse.

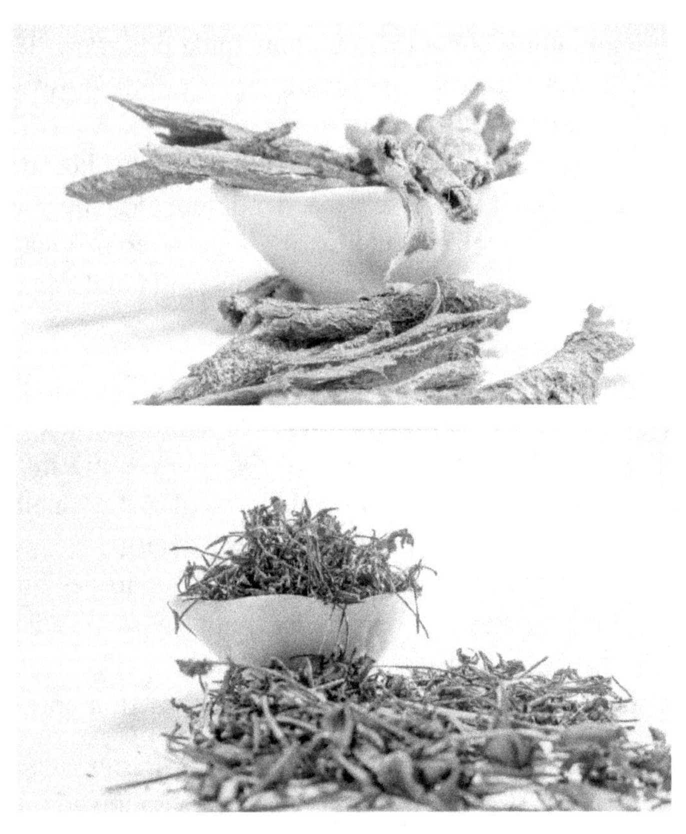

Benefici dell'Ayurveda

Parliamo ora dei benefici dell'Ayurveda prima di immergerci nell'alimentazione. L'Ayurveda è l'essenza delle vecchie tecniche Hindu per medicare. Nell'Ayurveda, l'intero corpo è considerato un sistema che si risponde reciprocamente. Una singola parte che non risponde bene può causare un disturbo in tutto il corpo. L'Ayurveda lavora allo scopo di una salute completa.

Le tecniche allopatiche si basano sul concetto di sollievo improvviso e istantaneo, quindi spesso il paziente si sbarazza del suo problema per un breve periodo, ma l'origine della malattia non viene eliminata. Le tecniche allopatiche utilizzano l'antigene che introduce un effetto chimico opposto rispetto a quello che il corpo sta producendo. Quindi c'è sempre un rischio dovendo calibrare bene la potenza e il dosaggio del farmaco. Al contrario, l'Ayurveda si basa su tecniche e integratori naturali ed a base di erbe, senza effetti collaterali al 100%. L'Ayurveda lavora non per sopprimere il sistema del corpo, ma per andare all'origine e curare l'elemento di disturbo di base (simile all'approccio della medicina Cinese), bisogna precisare però che troppo spesso è stata demonizzata la medicina occidentale e questo è un errore da non fare. La medicina occidentale è estremamente valida e fornisce soluzioni che altre medicine non riescono a proporre, risolvendo problemi che altrimenti rimarrebbero irrisolti, inoltre c'è da dire che tutte le varie culture si stanno avvicinando tra loro ampliando le loro conoscenze. Non bisogna mai passare da un eccesso all'altro, il fatto che la medicina occidentale non riesca a curare la causa di alcuni disturbi ma solo il sintomo, non significa che "i medici non capiscono nulla", "le medicine fanno male", "la medicina occidentale cura solo il sintomo", queste sono affermazioni prive di fondamento che mettono in luce una profonda ignoranza da parte di chi le pronuncia. La medicina occidentale è molto avanzata e cerca anch'essa di risolvere le cause delle patologie, ma se non riesce a curare la causa cerca almeno di limitare i sintomi. Non bisogna passare da un eccesso all'altro, altrimenti si creano quei paradossi dove ci si rifiuta di prendere gli antibiotici perché sono "tossici per il fegato" e si finisce per morire di polmonite. Chiusa questa parentesi sulla medicina, torniamo all'approccio ayurvedico che cerca di sfruttare al meglio i rimedi naturali, facendo poco affidamento sulle medicine tradizionali.

La maggior parte degli integratori ayurvedici sono essenze di frutta, verdura e "jadi buti", doni della natura per l'uomo. I jadi-buti sono piante selvatiche e frutti che si trovano raramente, e molto efficaci in alcuni casi. Nell'antichità, agli studenti dell'Ayurveda veniva insegnata la classificazione di ogni singolo tipo di piante; erano soliti dedicare molto tempo a trovare jadi buti nelle giungle, rocce e montagne. Nell'era moderna della globalizzazione alcune società e gruppi svolgono questo lavoro collettivamente; di conseguenza, oggi è più facile per noi reperire queste piante anche in formato di polveri, una volta erano molto costose anche per i re.

Il concetto di "Parheja", nell'Ayurveda, è il concetto che limita il cibo e gli integratori dannosi che disturbano il trattamento. Le tecniche ayurvediche sono sviluppate negli ashrama dei santi e dei ricercatori indù. Questo metodo è il risultato di un lungo lavoro di ricerca di generazione in generazione. È ben dimostrato nella storia dell'India, che è una delle culture più antiche del mondo, quanto l'inquinamento e gli effetti delle intossicazioni disturbano i sistemi del corpo e come l'essere umano sta diventando sempre più debole a causa dei moderni stili di vita; L'Ayurveda, insieme allo yoga e agli esercizi, è considerato uno dei modi migliori per avere un corpo sano e una mente sana. Tenendo conto di tutti i benefici dell'Ayurveda, possiamo aspettarci un aumento della popolarità dei medicinali ayurvedici nei prossimi anni. I sondaggi hanno dimostrato che molti pazienti hanno ricevuto risultati positivi dal trattamento ayurvedico, quindi in pochi anni l'Ayurveda porterà sicuramente una rivoluzione nel campo dei medicinali.

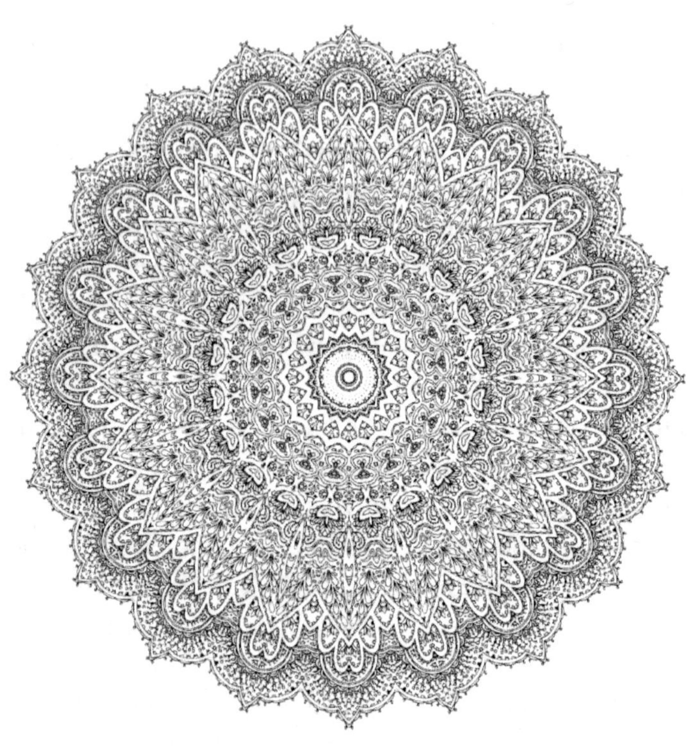

Ayurveda: mangiare crudo, cibo, dieta, salute, verdure

L'approccio ayurvedico consiste nel ascoltare attentamente e soddisfare quelli che sono i bisogni nostro corpo, il riconoscimento e l'equilibrio degli stati mentali ed emotivi. Inoltre ci si concentra sulla connessione con il nostro spirito, il nostro sé o la nostra essenza. In questa sezione parleremo dei cibi crudi, o meglio della dieta di cibi crudi. Questa dieta punta a normalizzare e alcalinizzare il corpo in modo tale da collegare la mente con il corpo; quindi, l'Ayurveda e la dieta Raw Food sono molto simili tra loro e condividono alcuni principi e concetti. Nell'Ayurveda, si cerca molto semplicemente di mangiare diverse tipologie di cibo in funzione del nostro Dosha (Vata, Pitta, Kapha). Riassumiamo quali sono le tre composizioni principali in modo da collocare i cibi crudi che vedremo tra poco:

- Vata è composta dagli elementi di aria ed etere
- Pitta è composta dagli elementi di fuoco e acqua
- Kapha è composto dagli elementi di acqua e terra

I Vata sono generalmente magri e fanno fatica ad ingrassare. Devono riposare a sufficienza e non esagerare, poiché possono stancarsi facilmente.

I Pitta sono generalmente di medie dimensioni e ben proporzionati. Inoltre tendono ad essere intelligenti, con un acume acuto.

I Kapha tendono ad avere strutture robuste e pesanti. Sono inclini a ingrassare facilmente. Di solito tendono ad avere una visione positiva della vita.

In Ayurveda, ogni individuo contiene tutti i Dosha ma, uno di questi è dominante rispetto agli altri due. Questo si traduce in una alimentazione corrispondente a quel determinato Dosha come vedremo più avanti, tuttavia, in questa capitolo punterò il riflettore sui cibi in comune tra l'Ayurveda e il Raw Food, quindi menzionerò solo i cibi che vanno bene con entrambe queste diete in modo da consentire ai crudisti di seguire delle linee guida ayurvediche pur continuando a mangiare frutta e verdure crude.

Vata

Benefici:

- Frutta dolce,
- Albicocche,
- Avocado,
- Banane,
- Bacche,
- Uva,
- Meloni,
- Asparagi,
- Barbabietole,

- Cetrioli,
- Aglio,
- Ravanelli,
- Zucchine.

Mal tollerati:

- Frutta secca,
- Mele,
- Mirtilli rossi,
- Pere,
- Angurie,
- Broccoli,
- Cavoli,
- Cavolfiori,
- Cipolle crude.

Pitta

Benefici:

- Frutta dolce,
- Avocado,
- Cocco,
- Fichi,
- Mango,
- Prugne,
- Verdure dolci e amare,
- Cavolo,
- Cetriolo,
- Patate.

Mal tollerati:

- Frutta acida,
- Bacche,
- Banane,
- Prugne,
- Arance,
- Limone,
- Verdure pungenti,
- Aglio,
- Cipolle.

Kapha

Benefici:

- Mele,
- Albicocche,
- Bacche,
- Ciliegie,
- Mirtilli rossi,
- Mango,
- Pesche,
- Verdure amare e acri,
- Broccoli,
- Sedano,
- Aglio,
- Cipolla.

Mal tollerati:

- Frutta agrodolce,
- Banane,
- Cocco,
- Meloni,
- Papaia,
- Verdure dolci e succose,
- Patate,
- Pomodori.

Nell'Ayurveda ci sono molte indicazioni e suggerimenti facilmente trasportabili in una dieta crudista, questo non significa che la medicina ayurvedica si basi su questa dieta, ma comunque possiamo esaminare i punti in comune.

Tali suggerimenti sono:

- Mangia principalmente frutta, verdura, noci, semi e cereali di stagione.
- Mangia secondo la tua costituzione, o Dosha.
- Stabilisci una normale routine alimentare.
- Elimina o limita le bevande contenenti caffeina, quelle gassate e alcoliche.
- Bevi tisane, succhi di frutta e di verdura.

Combinazione di cibo ayurvedico

Per molte persone, il concetto di "combinazione dei cibi", o meglio il concetto che determinati abbinamenti risultino più digeribili di altri, è un'idea piuttosto nuova e sconosciuta ma non per questo poco logica. Nell'Ayurveda, questo concetto degli abbinamenti è una parte fondamentale della dieta ed è anche un concetto primario per quanto riguarda la prevenzione delle malattie. Inoltre, è essenziale anche scoprire la propria costituzione e lo stato di squilibrio in cui probabilmente ci si trova al fine di poter fare un'analisi sensata. Una corretta combinazione di alimenti può migliorare sensibilmente la qualità della digestione aiutando il corpo ad assimilare i nutrimenti con più efficienza, e migliorando la nostra salute generale.

Tuttavia, lo stile di vita moderno e le forti pressioni in termini di tempo, portano la maggior parte delle persone a mangiare un gran numero di alimenti con abbinamento scorretto (come frutta con noci o fagioli con formaggio). La visione ayurvedica ci dice che ogni alimento ha una combinazione di gusti ed energie e un corrispondente effetto sia sul sistema digestivo che sul corpo nel suo insieme. Combinare degli alimenti che hanno energie radicalmente diverse può sopraffare "il fuoco digestivo" (agni) e può causare facilmente una indigestione, fermentazione, gas, gonfiore, creazione di tossine e aumentare il rischio di malattie. Di conseguenza, un'adeguata combinazione di alimenti può fare la differenza considerando che alcune combinazioni disturbano il tratto digestivo più di altre. Indipendentemente dalle tue abitudini o sintomi particolari, prestare attenzione a come si combinano gli alimenti può fornire una preziosa opportunità di comprensione, guarigione e miglioramento della salute. Ricorda, la combinazione di cibo è uno dei tanti potenti strumenti ayurvedici per migliorare la salute dell'apparato digerente e il benessere generale.

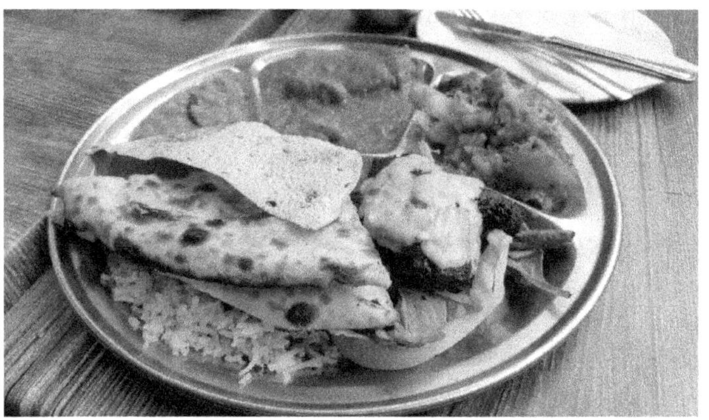

Un approccio equilibrato alla combinazione degli alimenti

Di solito è meglio abbracciare l'idea degli abbinamenti dei cibi lentamente e in maniera soft, lasciandosi molto tempo per fare gli adattamenti necessari. Alcune delle regolazioni consigliate sono relativamente semplici; altre possono richiedere una ricalibrazione importante nelle nostre abitudini o incontrare la nostra resistenza. Spesso, semplicemente sviluppare una consapevolezza delle combinazioni alimentari improprie può essere un ottimo punto di partenza. Fai caso a quali alimenti combinati potrebbero essere difficili da digerire insieme e con quale frequenza te le concedi. Diventa consapevole di come ti senti dopo. Queste scelte influenzano il tuo livello di energia, la tua digestione, la tua evacuazione e l'aspetto della lingua. Alcune combinazioni particolari sono notevolmente più influenti delle altre? Queste sono tutte informazioni importanti. Possono confermare l'importanza di un'adeguata combinazione di alimenti e possono aiutare ciascuno di noi a identificare le combinazioni di alimenti più dannose per i nostri sistemi.

Quando ti sentirai motivato e pronto ad adattare la dieta alle combinazioni alimentari più favorevoli, prendi in considerazione solo una modifica alla volta. Magari puoi iniziare mangiando frutta da sola, piuttosto che in combinazione con altri alimenti. Nel tempo, potrai progredire gradualmente verso il regime ideale. Sebbene sarebbe certamente bello evitare del tutto combinazioni di alimenti impropri, già ridurre la loro frequenza potrà essere incredibilmente vantaggioso. Se scopri che alcune combinazioni alimentari specifiche sono più fastidiose rispetto ad altre, concentra i tuoi sforzi nel cambiare solo quelle, almeno all'inizio. Il primo passo importante è diventare consapevoli delle proprie esigenze e delle proprie abitudini; da lì, potrai sviluppare un approccio alla combinazione di alimenti più generale.

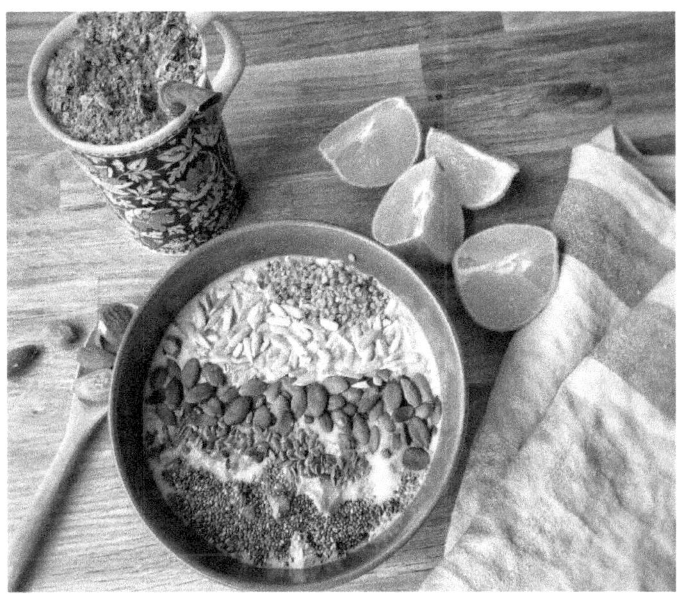

Combinazioni da ridurre o da evitare

L'elenco seguente evidenzia cibi incompatibili e offre suggerimenti per combinazioni più appropriate. È pensato per essere una guida utile, non un elenco esaustivo. Probabilmente, potresti già essere a conoscenza di altre combinazioni che non funzionano per il tuo corpo e il tuo sistema digestivo, perciò è importante seguire quello che il tuo istinto ti suggerisce. Poiché questo elenco ha lo scopo di aiutarti a determinare le combinazioni ottimali a colpo d'occhio, potresti incontrare qualche ripetizione ma la logica tra i vari abbinamenti rimane un punto di riferimento per la nostra dieta e per gli alimenti che siamo abituati a mangiare ogni giorno.

- Usa proteine semplici e separale da altri alimenti
- Le proteine del latte sono tra le migliori, sia separate che con i cereali
- Se i cibi sono pesanti, allora anche la tua digestione lo sarà
- Anche la frutta è ottima se mangiata separatamente, o cotta se mescolata con altri alimenti

CIBI		Compatibili con	Incompatibili con
Fagioli	+	Verdure, grano, altri tipi di fagioli, semi e nocciole	Latte, formaggio, frutta, uova, yogurt, carne e pesce
Burro	+	Verdure, fagioli, nocciole, semi, grano, pesce, carne, frutta cotta, uova	Il burro, e il burro chiarificato, potrebbero non combinarsi con altri cibi
Formaggio	+	Grano e verdure	Fagioli, frutta, uova, latte, yogurt, bevande calde
Latte	+	Preferibile comsumarlo da solo, ma può essere combinato con mandorle, fiocchi d'avena, datteri, e riso	Banana, melone, ciliegia, frutta aspra, pane lievitato, uova, carne, pesce, amidi

CIBI	Compatibili con	Incompatibili con
Yogurt +	Grano e verdure	Frutta, fagioli, latte, formaggio, uova, carne, pesce, bevande calde
Uova +	Grano, verdure amidacee	Latte, formaggio, yogurt, frutta, fagioli, patate, carne, pesce
Frutta +	Frutta con qualità simili	Ogni altro cibo eccetto la frutta e alcune eccezioni come i datteri con latte e altre combinazioni
Limone +	Quasi tutto, se usato in piccole quantità	Cetriolo, pomodoro (il lime può andar bene), latte, yogurt

CIBI	Compatibili con	Incompatibili con
Melone ✚	Altri meloni	Qualsiasi cosa, è meglio mangiarlo separatamente
Grano ✚	Fagioli, verdure, altri tipi di grano, uova, carne, pesce, nocciole, semi, formaggio, yogurt	Frutta
Verdura ✚	Grano, fagioli, verdure, formaggio, yogurt, carne, pesce, nocciole, semi, uova	Latte, frutta
Solanacee ✚	Altre verdure, grano, fagioli, carne, pesce, nocciole, semi	Frutta, cetrioli, latte, formaggio, yogurt,

Sì, alcune di queste sono combinazioni che, per tradizione o per altri motivi, sono molto gettonate in molte famiglie. La pizza ad esempio, ed una serie di altri amati piatti italiani, combinano solanacee (come le melanzane) o fagioli assieme al formaggio. E chi di noi non ha mangiato i fagioli vicino al formaggio almeno una volta? Per fare un altro esempio molto comune a tutti noi, possiamo parlare della frutta e dello yogurt. Circa l'80% di tutte le varietà di yogurt acquistabili in negozio contengono frutta! La prossima volta che ti concedi uno yogurt al gusto di frutta, presta attenzione a come procede la digestione e concentrati sulle tue sensazioni, ti accorgerai che la frutta tende a fermentare nel tratto digestivo perché trattenuta più a lungo. Inoltre, ci sono alcuni preparati specifici che sono impegnativi se combinati con alimenti particolari.

CIBI	Compatibili con	Incompatibili con
Bevande calde +	Molti cibi	Mango, formaggio, yogurt, carne, pesce, amidi
Avanzi +	Altri avanzi simili che non siano più vecchi di 24 ore	Cibo appena cucinato
Cibi crudi +	Altri cibi crudi specialmente in piccola quantità	Cibi cotti in grandi quantità

Tutte queste regole possono sembrare molto complicate. Ma la logica alla base della corretta combinazione di alimenti è in realtà molto semplice e intuitiva, e può diventare facilmente una buona abitudine. Sappiamo infatti che combinare cibi non "idonei" tra loro genera "ama", una sostanza tossica che è spesso alla base di squilibri e malattie. Molto probabilmente ora ti starai chiedendo perché certi abbinamenti vengono catalogati come consigliati o sconsigliati, e magari qualche esempio ti aiuterebbe a capire meglio:

<u>Banane e latte</u> - Sebbene mangiati comunemente insieme, le banane e il latte sono difficili da digerire combinati perché le loro qualità sono molto diverse. Le banane si inacidiscono rapidamente quando si tagliano o si spezzano. Quindi in questo caso il nostro sistema digerente deve elaborare una sostanza acida e il latte allo stesso tempo. Hai mai aggiunto una spremuta di limone con latte? O hai mai versato un po' di latte in un tè molto speziato e fruttato? Hai visto come si creano dei "grumi" all'istante? Ciò che accade a questi alimenti non corrispondenti nel tratto digestivo non è molto diverso. Quando le banane e il latte vengono consumati insieme, le loro qualità opposte tendono a soffocare l'apparato digerente e possono alterare l'equilibrio della flora intestinale, causando la creazione di tossine. Questa combinazione causa spesso anche congestione, raffreddore, tosse, allergie, orticaria ed eruzioni cutanee. È ciò che accade quando si combinano frutta acida e latte.

<u>Mangiare solo frutta</u> - La ragione per cui i frutti vengono digeriti meglio da soli è che questi sono in genere un po' acidi. Quando i frutti vengono consumati con altri alimenti, di solito c'è una discrepanza significativa tra la quantità di tempo necessaria per digerire correttamente la frutta rispetto al cibo più complesso. Inibito dal cibo più complesso, il frutto tende a muoversi troppo lentamente nel tratto digestivo e può causare fermentazione, gas e gonfiore. Inoltre, la combinazione in genere introduce una serie di qualità contrastanti nel tratto digestivo tutte in una volta, il che ha il potenziale per sopraffare o soffocare il fuoco digestivo.

<u>Solanacee e formaggio</u> - Questa combinazione è troppo faticosa per la digestione. La famiglia delle piante *Solanacee*, comprende patate, peperoni, pomodori, melanzane, peperoncini di cayenna, paprika, tabacco, datura e oltre 2.500 altre piante. Le melanzane contengono alcaloidi, principalmente come mezzo di difesa contro il danneggiamento da parte degli insetti. Gli alcaloidi possono essere ovunque e possono essere da lievemente a mortalmente tossici per l'uomo. Di conseguenza, diverse culture in tutto il mondo intrattengono da tempo una relazione "complicata" con la famiglia delle solanacee. Alcuni esemplari sono stati usati per produrre veleni, alcuni contengono composti come la nicotina, alcuni alterano la mente e altri creano un'incredibile sensazione di calore in bocca. La linea di fondo è che le solanacee contengono una complessa serie di composti che, una volta ingeriti, portano a una cascata potenzialmente drammatica di reazioni chimiche nel corpo. Dal punto di vista ayurvedico, si ritiene che tutte siano in qualche modo difficili da digerire e abbiano la capacità di disturbare i Dosha. Quando mescoliamo queste sostanze intrinsecamente difficili con il formaggio - che è pesante, oleoso e difficile da digerire - possiamo facilmente bloccare la digestione.

Fagioli e formaggio - Fagioli e formaggio sono simili in quanto entrambi tendono ad essere pesanti e sono spesso difficili da digerire. Per essere assimilati correttamente, entrambi richiedono una buona dose di forza digestiva. Ma le somiglianze finiscono qui. I fagioli tendono ad avere un sapore prevalentemente astringente e dolce, possono riscaldarsi o raffreddarsi (a seconda del tipo di fagiolo) e di solito hanno un post-digestivo pungente. D'altro canto, il formaggio ha un sapore prevalentemente acido, quasi sempre riscalda e di solito ha un effetto post-digestivo rilevante. Per effetto post-digestivo si intende ciò che il cibo causa una volta che si è spostato nel colon; interessa l'urina, le feci, il sudore e i tessuti, a volte anche a livello cellulare. Due alimenti con distinti effetti post-digestivi sono in genere abbastanza diversi tra loro. Questo è il caso di fagioli e formaggio; quando vengono mangiati insieme, tendono a sopraffare e confondere tutto il processo. Allo stesso tempo, la loro pesantezza combinata li rende ancora più difficili da elaborare.

<u>**Facilità nella combinazione**</u> - Abbracciare la saggezza del cibo combinando lentamente ci aiuta a coltivare una consapevolezza raffinata su come le nostre scelte dietetiche ci influenzano. Questa maggiore sensibilità può essere un valore inestimabile, indipendentemente dalla rapidità con cui siamo in grado di sostituire combinazioni alimentari improprie con altre più favorevoli. Sii gentile con te stesso, progredendo a un ritmo che funziona per te. Potresti trovare utile, a volte, dedicare un momento a riflettere su come la tua digestione e il tuo senso generale di benessere siano cambiati nel tempo. La corretta combinazione di cibo tende a risvegliare l'intelligenza innata del corpo quindi, per la maggior parte di noi, abbracciare il buon cibo combinandolo in maniera efficace, diventa più facile con il tempo e la pratica.

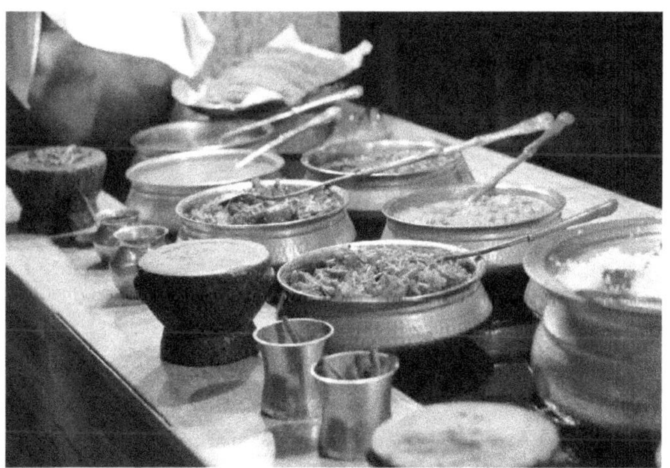

Cibi per i Vata

Frutta - I frutti che beneficiano i Vata saranno generalmente dolci e nutrienti. Se già alcuni frutti crudi sono appropriati, i frutti cotti o in umido sono ancora più facili da digerire e offrono ulteriore calore, umidità e dolcezza, cose che li rendono ancora più adatti per i Vata. I frutti da evitare sono quelli eccezionalmente rinfrescanti, astringenti (essiccanti) o ruvidi, ad esempio la maggior parte della frutta secca (a meno che non sia stata inzuppata o cotta per reidratarsi). E ricorda, la frutta e i succhi di frutta vanno gustati da soli - 30 minuti prima o almeno 1 ora dopo qualsiasi altro cibo. Questo aiuta a garantire una digestione ottimale.

Nota: questa regola non si applica ai frutti che generalmente consideriamo verdure (avocado, cetrioli, pomodori, ecc.). Troverai questi frutti elencati tra le "verdure".

Benefica

- Mele (cotte)

- Salsa di mele

- Albicocche

- Banane (mature, non verdi)

- Frutti di bosco

- Cantalupo

- Ciliegie

- Noce di cocco

- Fichi (freschi, cotti o bagnati)
- Pompelmo
- Uva
- Kiwi
- Limone
- Lime
- Mango
- Meloni
- Arance
- Papaia
- Pesche
- Ananas
- Prugne
- Prugne (cotte o idratate)
- Uvetta (cotta o idratata)
- Tamarindo

Da evitare
- Mele (crude)
- Banane (verde)
- Mirtilli
- Frutta secca, in generale
- Fichi (secchi)
- Pere

- Cachi

- Melograno

- Prugne secche

- Uvetta (secca)

- Anguria

Verdure - Le verdure che pacificano i Vata saranno generalmente dolci, umide e cotte. Gli ortaggi a radice sono particolarmente utili perché crescono sottoterra e sono quindi estremamente stabilizzanti per i Vata. Evita le verdure eccezionalmente secche, rugose e fredde, inclusa la maggior parte delle verdure crude. Se devi mangiare verdure crude, un'insalata o una qualsiasi delle verdure che aggravano i Vata, mantieni le quantità ridotte e mangiale a metà giornata, quando il fuoco digestivo è al suo apice. Una cottura davvero accurata o un condimento oleoso ben speziato contribuiranno a compensare alcune delle qualità secche di questi alimenti.

Benefiche

- Asparago

- Avocado

- Barbabietole

- Carote Cotte

- Peperoncini (in quantità molto piccole)

- Coriandolo

- Cetriolo
- Aglio
- Fagioli verdi
- Peperoncini verdi
- Porri
- Senape
- Olive (nere)
- Cipolla Cotta
- Pastinaca
- Piselli Cotti
- Zucca
- Spinaci Cotti
- Patate dolci
- Crescione
- Zucchine

Da ridurre o evitare

- Carciofi
- Bietole
- Peperoni
- Broccoli
- Cavoletti di Bruxelles
- Cavolo
- Carote, Crude

- Cavolfiore
- Sedano
- Peperoncini (in eccesso)
- Mais, Fresco
- Denti Di Leone
- Melanzana
- Topinambur
- Cavolo
- Cavolo rapa
- Lattuga
- Funghi
- Olive, Verdi
- Cipolla, Cruda
- Piselli, Crudi
- Peperoni, Caldi
- Patate, Bianche
- Ravanelli
- Spinaci, Crudi
- Germogli
- Pomodori
- Rape

Cereali - I cereali benefici per i Vata sono generalmente dolci, nutrienti, facilmente digeribili e ben cotti. Cereali e budini cremosi (cose come farina d'avena, crema di grano e budino di riso) esemplificano queste qualità e, quando dolcificati e speziati, sono spesso deliziosi cibi di conforto. Evita i cereali eccezionalmente leggeri, asciutti o secchi o particolarmente densi e pesanti.

Benefici

- Amaranto
- Farina Durham
- Avena, cotta
- Pancakes
- Quinoa
- Riso (tutti i tipi)
- Seitan
- Pane di grano germogliato
- Grano

Da evitare

- Orzo
- Grano saraceno
- Cereali (freddi, secchi o soffiati)
- Mais
- Couscous
- Crackers
- Muesli
- Miglio

- Crusca d'avena

- Avena, secca

- Pasta, di grano

- Torte di riso

- Segale

- Farro

- Tapioca

- Crusca Di Frumento

- Pane Lievitato

Legumi - I Vata possono godere di una selezione ristretta di legumi, a condizione che siano ben cotti e ben conditi. I fagioli che funzionano meglio con i Vata sono un po' meno densi, ruvidi e secchi rispetto ad altri legumi. Tendono a cucinarsi relativamente rapidamente, sono digeriti facilmente e sono molto nutrienti. Molti altri tipi di fagioli sono troppo secchi, ruvidi e duri per la delicata digestione dei Vata.

Benefici

- Lenticchie, rosse

- Miso

- Fagioli verdi

- Formaggio Di Soia

- Latte di soia (servito caldo)

- Salsa di soia

- Tofu (servito caldo)
- Toor Dal
- Urad dal

Da evitare

- Fagioli Azuki
- Fagioli Neri
- Fagioli occhio
- Ceci
- Lenticchie, marroni
- Fagioli di Lima
- Fagioli blu
- Fagioli Pinto
- Fagioli di soia
- Farina di soia
- Polvere di soia
- Piselli spezzati
- Tempeh
- Fagioli bianchi

Latticini - I prodotti lattiero-caseari sono generalmente abbastanza equilibranti per i Vata, ma è bene evitare i preparati altamente elaborati (come il latte in polvere) e soprattutto i latticini a freddo. Ad esempio, il latte di mucca bollito aromatizzato con cannella e noce moscata e servito caldo, è un tonico per i Vata, mentre il latte di mucca freddo può essere troppo difficile da digerire. Di norma, i latticini dovrebbero essere assunti almeno un'ora prima o dopo qualsiasi altro alimento. Per questo motivo, evitare di bere latte durante i pasti. Il latte di mandorle e di riso sono buoni sostituti se devi combinare il latte con altri alimenti o se non digerisci bene il latte animale.

Benefici

- Burro
- Burro di latte
- Formaggio
- Fiocchi di latte
- Latte di mucca
- Latte di capra
- Gelato (con moderazione)
- Panna Acida (con moderazione)
- Yogurt (fresco)

Da evitare

- Yogurt gelato
- Latte in polvere

Noci e semi - Se mangiate con moderazione, tutte le noci e la maggior parte dei semi vanno bene per i Vata. Sono oleosi, nutrienti e offrono una combinazione ricca di proteine e grassi altamente benefica per loro. Premesso questo, noci e semi sono piuttosto pesanti e dovrebbero essere consumati in piccole quantità in modo da non sopraffare la volubile capacità digestiva dei Vata.

Benefici

- Mandorle
- Noci brasiliane
- Anacardi
- Noce di cocco
- Nocciole
- Noci di macadamia
- Arachidi
- Noci Pecan
- Pinoli
- Pistacchi
- Semi di zucca
- Semi di sesamo
- Semi di girasole
- Noci

Da evitare

• Popcorn

Carne e uova - Ai Vata fanno bene le uova e una varietà di carni diverse. Se mangi carne, le carni da preferire sono quelle nutrienti, dolci, umide e relativamente facili da digerire. Le carni da evitare tendono ad essere troppo leggere e asciutte o troppo pesanti.

Benefiche

• Manzo

• Bufalo

• Pollo (soprattutto scuro)

• Anatra

• Uova

• Pesce (acqua dolce e salata)

• Salmone

• Sardine

• Frutti di mare

• Gamberetto

• Tonno

Da evitare

- Agnello
- Montone
- Maiale
- Coniglio
- Carne di cervo

Oli - Poiché le tossine tendono a concentrarsi nei grassi, l'acquisto di oli biologici può essere più importante dell'acquisto di frutta e verdura biologiche. La maggior parte degli oli sono benefici per i Vata, purché siano oli di alta qualità. Olio di sesamo, olio di mandorle, olio di cocco, olio d'oliva e burro chiarificato sono tra le migliori scelte. Gli oli meno favorevoli sono o troppo leggeri e asciutti, troppo difficili da digerire o troppo elaborati / raffinati per i Vata.

Benefici

- Olio di mandorle
- Olio di avocado
- Olio di ricino
- Olio di cocco
- Olio di mostarda
- Olio d'oliva
- Olio di arachidi
- Olio di sesamo
- Olio di semi di girasole

Da evitare

- Olio di mais

- Olio di semi di lino

- Olio di soia

Dolcificanti - La maggior parte degli edulcoranti sono buoni per i Vata, ma è generalmente meglio evitare grandi quantità di zucchero raffinato. Inoltre, gli edulcoranti con riscaldamento energetico come miele, e melassa, sono particolarmente utili per compensare la tendenza dei Vata ad essere freddi. Ma bisogna fare attenzione comunque a non abusarne. Quando si tratta di fare le scelte specifiche che funzionano meglio per te, è spesso utile sperimentare una varietà di opzioni al fine di comprendere le preferenze del tuo corpo.

Benefici

- Malto d'orzo

- Fruttosio

- Concentrati di succo di frutta

- Miele (crudo)

- Sciroppo d'acero (con moderazione)

- Melassa

- Sciroppo Di Riso

Da evitare

- Dolcificanti artificiali
- Zucchero bianco
- Miele (riscaldato o cotto)

Spezie - La maggior parte delle spezie sono molto benefiche per i Vata, a condizione che nessuno dei piatti sia "infuocato" a causa dell'uso eccessivo di pepe di Caienna, peperoncino e simili. Sperimentare con un'ampia varietà di spezie nuove ed esotiche va benissimo per i Vata e può aiutare ad accelerare il processo digestivo complessivo.

Benefici

- Ajwan
- Pepe di Giamaica
- Anice
- Basilico
- Foglia d'alloro
- Pepe nero
- Cumino
- Cardamomo
- Cannella
- Chiodi di garofano
- Coriandolo (semi o polvere)

- Cumino (semi o polvere)
- Aneto
- Finocchio
- Aglio
- Zenzero (fresco o essiccato)
- Maggiorana
- Menta
- Semi di senape
- Noce moscata
- Origano
- Paprica
- Prezzemolo
- Menta piperita
- Semi di papavero
- Rosmarino
- Zafferano
- Sale
- Dragoncello
- Timo
- Curcuma
- Vaniglia

Cibi per i Pitta

Frutta - I frutti benefici per i Pitta saranno generalmente dolci e in qualche modo astringenti. Anche i frutti secchi sono accettabili, ma meglio in piccole quantità, in modo da non accelerare ulteriormente la tendenza del Pitta alla digestione rapida. I frutti da evitare sono quelli che sono eccezionalmente caldi o acidi (come banane, mirtilli e uva bianca). Troverai molti frutti inseriti sia tra i favorevoli che fra i dannosi perché diverse varietà dello stesso frutto possono fare la differenza, a seconda di quanto siano dolci o aspri.

E ricorda, la frutta e i succhi di frutta vanno sempre mangiati da soli - 30 minuti prima, e idealmente almeno 1 ora dopo, qualsiasi altro cibo. Questo aiuta a garantire una digestione ottimale. Come già detto questa regola non si applica ai frutti che generalmente consideriamo verdure (avocado, cetrioli, pomodori, ecc.). Troverai questi frutti elencati tra le "verdure".

Benefici

- Mele (dolci)
- Salsa di mele
- Albicocche (dolci)
- Bacche (dolci)
- Ciliegie (dolci)
- Noce di cocco
- Fichi

- Uva (rossa, viola, nera)
- Lime
- Mango (maturo)
- Meloni
- Arance (dolci)
- Papaia
- Pere
- Ananas (dolce)
- Prugne (dolci)
- Melograni
- Prugne
- Uva passa
- Fragole
- Anguria

Da evitare
- Mele (acide)
- Albicocche (acide)
- Banane
- Bacche (acide)
- Ciliegie (acide)
- Mirtilli
- Pompelmo
- Uva (bianca)

- Kiwi
- Limoni
- Mango (verde)
- Arance (acide)
- Pesche
- Cachi
- Ananas (acido)
- Prugne (acide)
- Tamarindo

Verdure - Le verdure benefiche per i Pitta saranno generalmente un po' dolci e un po' amare. Molte verdure includono una combinazione di questi gusti; quindi sperimentare una grande varietà di verdure è un ottimo modo per diversificare la tua dieta pitta. Il Pitta di solito può digerire le verdure crude meglio dei Vata e dei Kapha, ma a metà giornata è spesso il momento migliore della giornata per mangiarle perché la forza digestiva è al suo apice. Le uniche verdure che deve ridurre o evitare sono quelle particolarmente piccanti, riscaldanti e pungenti o aspre, come aglio, peperoncini verdi, ravanelli, cipolla e senape.

Benefiche
- Avocado
- Carciofo

- Asparago
- Barbabietole (cotte)
- Peperoni
- Melone amaro
- Broccoli
- Cavoletti di Bruxelles
- Cavolo
- Carote (cotte)
- Cavolfiore
- Sedano
- Coriandolo
- Cetriolo
- Denti Di Leone
- Fagioli verdi
- Topinambur
- Cavolo
- Verdi a foglia
- Porri (cotti)
- Lattuga
- Funghi
- Olive (nere)
- Cipolle (cotte)
- Prezzemolo
- Pastinaca

- Piselli
- Peperoni (dolci)
- Patate
- Zucca
- Ravanelli (cotti)
- Rapa svedese
- Germogli (non piccanti)
- Spinaci (crudi)
- Patate dolci
- Crescione
- Zucchine

Da evitare

- Bietole
- Barbabietole (crude)
- Radice di bardana
- Mais (fresco)
- Ravanello Daikon
- Melanzana
- Aglio
- Peperoncini verdi
- Rafano
- Cavolo rapa
- Porri (crudo)

- Senape

- Olive, verdi

- Cipolle (crude)

- Peperoni (piccanti)

- Ravanelli (grezzi)

- Spinaci (cotti)

- Pomodori

- Cime di rapa

- Rape

Cereali - I cereali benefici per il Pitta sono rinfrescanti, dolci, secchi e macinati. I cereali tendono ad essere i punti cardine della nostra dieta e, nel complesso, il Pitta beneficia della loro natura dolce e nutriente. Noterai anche che molti dei cereali salutari per il Pitta sono piuttosto secchi; questo aiuta a compensare la loro natura oleosa. È importante, però, evitare i cereali che si scaldano (come grano saraceno, mais, miglio, riso integrale e pane lievitato).

Benefici

- Amaranto

- Orzo

- Cereali (secchi)

- Couscous

- Crackers

- Farina Durham

- Muesli
- Crusca d'avena
- Avena
- Pancakes
- Pasta
- Quinoa
- Riso (basmati, bianco)
- Torte di riso
- Seitan
- Farro
- Pane di grano germogliato
- Tapioca
- Grano
- Crusca Di Frumento

Da evitare

- Grano saraceno
- Mais
- Miglio
- Muesli
- Polenta
- Riso (integrale)
- Segale
- Pane Lievitato

Legumi - I legumi sono generalmente astringenti nel gusto e quindi sono in gran parte benefici, quindi sentiti libero di goderne in ampia varietà. I fagioli non adatti per il Pitta sono quelli particolarmente acidi o oleosi e, non a caso, anche riscaldanti.

Favorevoli

- Fagioli Adzuki
- Fagioli neri
- Fagioli occhio
- Ceci
- Fagioli
- Lenticchie
- Fagioli di Lima
- Fagioli verdi
- Mung Dal
- Fagioli blu
- Fagioli Pinto
- Piselli spezzati
- Fagioli di soia
- Formaggio Di Soia
- Farina Di Soia
- Latte di soia
- Polvere di soia
- Tempeh

- Tofu
- Fagioli bianchi

Da evitare

- Miso
- Carni Di Soia
- Salsa di soia
- Urad dal

Latticini - I prodotti lattiero-caseari tendono ad essere macinati, nutrienti e rinfrescanti, quindi molti sono adatti alla dieta pitta. Quelli da evitare sono eccezionalmente acidi, salati o riscaldanti. Di norma, i latticini da latte animale (latte di mucca, latte di capra, latte di pecora, ecc.) dovrebbero essere assunti almeno un'ora prima o dopo qualsiasi altro alimento. Per questo motivo, evitare di bere latte durante i pasti. Latte di mandorle e di riso sono buoni sostituti se devi combinare il latte con altri alimenti o se non digerisci bene il latte animale.

Benefici

- Burro (non salato)
- Formaggio (morbido, non salato, non stagionato)
- Fiocchi di latte
- Latte di mucca
- Latte di capra

- Formaggio di capra (morbido, non salato)
- Gelato
- Yogurt (fatto in casa, diluito, senza frutta)

Da evitare

- Burro (salato)
- Burro di latte
- Formaggio (duro)
- Yogurt gelato
- Panna acida
- Yogurt (negozio acquistato o con frutta)

Noci e semi - Noci e semi tendono ad essere estremamente oleosi e di solito si scaldano, quindi la maggior parte di essi non sono affatto ideali per la dieta pitta. Detto questo, ci sono alcuni tipi di noci e diversi semi accettabili in piccole quantità; queste varietà tendono ad essere meno oleose e si riscaldano o si raffreddano leggermente in maniera naturale.

Favorevoli

- Mandorle (sbucciate)
- Noci Charole
- Noce di cocco
- Semi Di Lino

- Popcorn (imburrato, senza sale)
- Semi di zucca
- Semi di girasole

Da evitare

- Mandorle (con buccia)
- Noci brasiliane
- Anacardi
- Semi di Chia
- Nocciole
- Noci di macadamia
- Arachidi
- Noci Pecan
- Pinoli
- Pistacchi
- Semi di sesamo
- Tahini
- Noce

Carne e uova - I Pitta beneficiano maggiormente dei cibi di origine animale che hanno un sapore dolce, sono relativamente secchi (come il coniglio o la carne di cervo) e che si riscaldano o rinfrescano leggermente in maniera naturale. Le carni che non vanno bene sono quelle particolarmente oleose, salate o riscaldanti (cose come pollo scuro, manzo, salmone o tonno).

Benefiche
- Bufalo
- Pollo (bianco)
- Uova (solo bianche)
- Pesce (d'acqua dolce)
- Coniglio
- Gamberetto
- Carne di cervo

Da evitare
- Manzo
- Pollo (scuro)
- Anatra
- Uova (tuorlo)
- Pesce (d'acqua salata)
- Agnello
- Maiale

- Salmone

- Sardine

- Frutti di mare

- Tonno

Oli - Nonostante sia di natura oleosa, il Pitta tollera bene una moderata quantità di olio, purché si raffreddi. Gli oli migliori per lui sono olio di semi di girasole, il burro chiarificato, l'olio di cocco e l'olio d'oliva.

Benefici

- Olio di cocco

- Olio di semi di lino

- Olio d'oliva

- Olio di primula

- Olio di semi di girasole

- Olio di soia

- Olio di noci

Da evitare

- Olio di mandorle

- Olio di albicocca

- Olio di mais

- Olio di sesamo

Dolcificanti - Poiché il gusto dolce è quello che lenisce i Pitta, la maggior parte degli edulcoranti è ben tollerata, ma alcuni sono troppo caldi o troppo elaborati. In generale, i sapori dolci presenti in natura sono molto più equilibranti rispetto ai dolci zuccherati, quindi anche i dolcificanti appropriati dovrebbero essere usati comunque con moderazione.

Benefici

- Malto d'orzo

- Fruttosio

- Concentrati di succo di frutta

- Sciroppo d'acero

- Sciroppo Di Riso

- Sucanat

- Turbinado

Da evitare

- Miele

- Melassa

- Zucchero bianco

Spezie - La maggior parte delle spezie si scalda per natura e quindi sono potenzialmente dannose per i Pitta. Le spezie da favorire sono quelle leggermente riscaldanti, che aiutano a mantenere una digestione equilibrata e, in alcuni casi, si raffreddano attivamente. In particolare, le qualità rinfrescanti di cardamomo, coriandolo, finocchio e menta aiutano a calmare il calore dei Pitta. A volte, queste spezie possono essere utilizzate per rendere più tollerabili alimenti che altrimenti sarebbero troppo caldi per i Pitta. Il cumino, lo zafferano e la curcuma, sebbene riscaldanti, offrono comunque alcune proprietà di pacificazione particolarmente preziose.

Benefiche

- Basilico (fresco)

- Pepe Nero (piccole quantità)

- Cardamomo

- Cannella (piccole quantità)

- Coriandolo (semi o polvere)

- Cumino (semi o polvere)

- Aneto

- Finocchio

- Zenzero (fresco)

- Menta

- Foglie di Neem

- Buccia d'arancia

- Prezzemolo
- Menta piperita
- Zafferano
- Menta verde
- Dragoncello
- Curcuma
- Vaniglia

Da evitare

- Ajwan
- Pepe di Giamaica
- Anice
- Basilico (secco)
- Foglia d'alloro
- Cumino
- Peperoncino di Cayenna
- Chiodi di garofano
- Fieno greco
- Aglio
- Zenzero (secco)
- Maggiorana
- Semi di senape
- Noce moscata
- Origano

- Paprica
- Semi di papavero
- Rosmarino
- Sale
- Timo

Cibi per i Kapha

Frutta - I frutti di cui beneficiano i Kapha saranno generalmente un po' astringenti e solo leggermente dolci. I frutti secchi sono tollerati, di tanto in tanto, ma dovrebbero essere gustati solo in piccole quantità perché sono molto densi e concentrati. I frutti da evitare sono quelli eccezionalmente dolci o acidi (come arance o uva) e quelli particolarmente pesanti, densi o acquosi, come banane, cocco, datteri, meloni, ananas o prugne.

E ribadiamo: la frutta e i succhi di frutta vanno gustati da soli - 30 minuti prima, e idealmente almeno 1 ora dopo, qualsiasi altro cibo. Questo aiuta a garantire una digestione ottimale.

Benefici

- Mele
- Salsa di mele
- Albicocche
- Frutti di bosco
- Ciliegie
- Mirtilli
- Fichi (secchi)
- Uva (rossa, viola, nera)
- Limoni
- Lime
- Mango

- Pesche
- Pere
- Cachi
- Melograni
- Prugne
- Uva passa
- Lamponi
- Fragole

Da evitare

- Banane
- Noce di cocco
- Fichi (freschi)
- Uva (bianca)
- Pompelmo
- Kiwi
- Meloni
- Arance
- Papaia
- Ananas
- Prugne
- Rabarbaro
- Tamarindo
- Anguria

Verdure - Le verdure che fanno bene ai Kapha saranno generalmente acri, amare e astringenti. La maggior parte delle verdure include una combinazione di questi gusti, quindi esse sono un fulcro importante di qualsiasi dieta kapha-equilibrante efficace. Le verdure cotte sono generalmente più facili da digerire rispetto a quelle crude, quindi è meglio mangiare quelle crude solo in piccole quantità e a metà giornata, quando la forza digestiva è al suo apice. Le uniche verdure che il Kapha deve ridurre o evitare sono quelle particolarmente pesanti, dense, oleose o acquose come avocado, cetrioli, olive e le altre elencate nella colonna "da ridurre o evitare" di seguito.

Benefiche

- Carciofo
- Asparago
- Bietole
- Barbabietole
- Peperoni
- Melone amaro
- Broccoli
- Cavoletti di Bruxelles
- Radice di bardana
- Cavolo
- Carote
- Cavolfiore

- Sedano
- Peperoncini
- Coriandolo
- Mais
- Ravanello Daikon
- Denti Di Leone
- Melanzana
- Aglio
- Fagioli verdi
- Rafano
- Topinambur
- Cavolo
- Cavolo rapa
- Verdi a foglia
- Porri
- Lattuga
- Senape
- Cipolle
- Piselli
- Peperoni, dolci e piccanti
- Patate, Bianche
- Ravanelli
- Rapa svedese
- Spinaci

- Germogli
- Pomodori (cotti)
- Rape
- Crescione

Da ridurre o evitare
- Avocado
- Cetriolo
- Olive
- Pastinaca
- Zucca
- Patate dolci
- Pomodori (crudi)
- Zucchine

Cereali - I cereali che fanno bene ai Kapha sono leggeri, asciutti e rugosi. In generale, i cereali tendono ad essere i punti base nella nostra dieta perché saziano e sono nutrienti. Ma per i Kapha, è il caso di ridurre il loro consumo al minimo. Sono da evitare i cereali eccezionalmente pesanti, umidi o densi (come grano, farine, pane, avena cotta e pasta).

Benefici

- Amaranto
- Orzo
- Grano saraceno
- Cereali (non zuccherati, freddi, secchi)
- Mais
- Couscous
- Crackers
- Farina Durham
- Miglio
- Muesli
- Crusca d'avena
- Avena (secca)
- Polenta
- Quinoa
- Riso (basmati, integrale)
- Torte di riso

- Segale
- Seitan
- Farro
- Tapioca
- Crusca Di frumento

Da evitare

- Avena (cotta)
- Pancakes
- Pasta
- Riso (bianco)
- Grano
- Pane Lievitato

Legumi - I legumi sono generalmente astringenti, cosa utile ai Kapha. Possono alimentarsi di un'ampia varietà di legumi, ma in generale dovrebbero essere ben cotti e ben conditi per renderli più digeribili. Ben cotti sono accettabili anche tofu, tempeh e latte di soia aromatizzato. Gli unici fagioli che non vanno bene per il Kapha sono quelli troppo pesanti o oleosi.

Benefici

- Fagioli adzuki
- Fagioli neri

- Fagioli occhio
- Ceci
- Lenticchie
- Fagioli di Lima
- Fagioli verdi
- Fagioli blu
- Fagioli Pinto
- Piselli spezzati
- Latte di soia
- Tempeh
- Tofu (servito caldo)
- Toor Dal
- Fagioli bianchi

Da evitare

- Fagioli
- Miso
- Fagioli di soia
- Formaggio Di Soia
- Farina Di Soia
- Polvere di soia
- Salsa di soia
- Tofu (servito freddo)
- Urad dal

Latticini - I prodotti lattiero-caseari vanno ridotti per i Kapha perché tendono ad essere pesanti, grassi e possono aumentare la produzione di muco. Di norma, i latticini devono essere assunti almeno un'ora prima o dopo qualsiasi altro alimento. Il latte dovrebbe essere bollito e servito caldo con un pizzico di curcuma o zenzero, per renderlo più digeribile e meno congestionante. Il latte di capra e i prodotti a base di latte di capra sono l'opzione migliore perché sono più leggeri. Il latte di mandorle e di riso sono validi alimenti sostitutivi.

Benefici

- Burro di latte

- Ricotta (meglio se di latte di capra scremato)

- Formaggio di capra (non salato, non stagionato)

- Yogurt (fresco e diluito)

Da evitare

- Burro

- Formaggio

- Latte di mucca

- Yogurt gelato

- Gelato

- Panna acida

- Yogurt

Noci e semi - Noci e semi tendono ad essere pesanti, densi e oleosi e generalmente non sono ideali per i Kapha. Ma ce ne sono alcuni tipi accettabili in piccole quantità. Devono essere alimenti mangiati solo occasionalmente.

Benefici

- Mandorle (imbevute e sbucciate)
- Semi di Chia
- Semi Di Lino
- Popcorn (senza sale o burro)
- Semi di zucca
- Semi di girasole

Da evitare

- Noci brasiliane
- Anacardi
- Noce di cocco
- Nocciole
- Noci di macadamia
- Arachidi
- Noci Pecan
- Pinoli
- Pistacchi
- Semi di sesamo

- Tahini
- Noci

Carne e uova - Per i Kapha sono consigliati alimenti di origine animale leggeri e relativamente asciutti (come pollo o pesce d'acqua dolce), a differenza di quelli pesanti, grassi o particolarmente densi (come manzo, maiale o anatra). Mangiare meno carne è comunque benefico. In effetti, per i kapha evitare la carne sarebbe l'ideale.

Benefici

- Pollo (bianco)
- Uova (non fritte e con moderazione)
- Pesce (d'acqua dolce)
- Coniglio
- Gamberetto
- Carne di cervo

Da evitare

- Manzo
- Bufalo
- Pollo (scuro)
- Anatra
- Pesce (acqua salata)

- Agnello

- Maiale

- Salmone

- Sardine

- Frutti di mare

- Tonno

Oli - La maggior parte degli oli è pesante e, ovviamente, oleosa. Tuttavia, in quantità molto ridotte, gli oli nella colonna dei "benefici" sono accettabili, se di buona qualità. Poiché le tossine tendono a concentrarsi nei grassi, l'acquisto di oli biologici può essere più importante dell'acquisto di frutta e verdura biologiche. L'ideale per i Kapha sarebbe cuocere i cibi in acqua anziché nell'olio o semplicemente cuocerli a vapore. Per quelle occasioni in cui è necessario un po' di olio, i migliori oli sono olio di mais, olio di semi di girasole o burro chiarificato.

Benefici

- Olio di mandorle

- Olio di mais

- Olio di semi di lino

- Olio di semi di girasole

Da evitare

- Olio di avocado

- Olio di albicocca

- Olio di cocco

- Olio d'oliva

- Olio di primula

- Olio di sesamo

- Olio di soia

- Olio di noci

Dolcificanti - Poiché il dolce non è particolarmente favorevole ai Kapha, la maggior parte degli edulcoranti sono da evitare. Il miele, che è secco, leggero e riscaldante, è l'unica eccezione, se usato in piccole quantità. Il miele elimina le tossine e il grasso dai tessuti, quindi avvantaggia i Kapha su più livelli. Tuttavia, riscaldare o cucinare con il miele crea queste tossine, quindi dovrebbe essere usato solo miele crudo e non elaborato. Gli alimenti e le bevande che contengono zuccheri raffinati o sciroppo di mais possono essere particolarmente dannosi e dovrebbero essere evitati il più possibile.

Benefici

- Concentrati di succo di frutta

- Miele (crudo e non elaborato)

Da evitare

* Dolcificanti artificiali
* Malto d'orzo
* Fruttosio
* Miele (cotto, riscaldato o trasformato)
* Sciroppo d'acero
* Melassa
* Sciroppo Di Riso
* Sucanat
* Zucchero bianco

Spezie - La maggior parte delle spezie sono ottime per i Kapha, quindi sentitevi liberi di sperimentare un'ampia varietà di spezie nuove ed esotiche. Kapha è l'unico Dosha che può ingerire cibi piccanti quando gli va. Una varietà di spezie ampia aiuterà a rafforzare il processo digestivo e potrà migliorare il metabolismo generale. In particolare, le qualità acri e digestive di cipolle, aglio, zenzero, pepe nero, peperoncino e pepe di cayenna avvantaggiano il Kapha.

Benefiche

* Pepe di Giamaica
* Anice
* Basilico

- Alloro

- Pepe nero

- Cumino

- Cardamomo

- Peperoncino di Cayenna

- Cannella

- Chiodi di garofano

- Coriandolo (semi o polvere)

- Cumino (semi o polvere)

- Aneto

- Finocchio

- Aglio

- Zenzero (fresco o essiccato)

- Maggiorana

- Menta

- Semi di senape

- Foglie di Neem

- Noce moscata

- Origano

- Paprica

- Prezzemolo

- Menta piperita

- Semi di papavero

- Rosmarino

- Zafferano
- Menta verde
- Dragoncello
- Timo
- Trikatu
- Curcuma
- Vaniglia

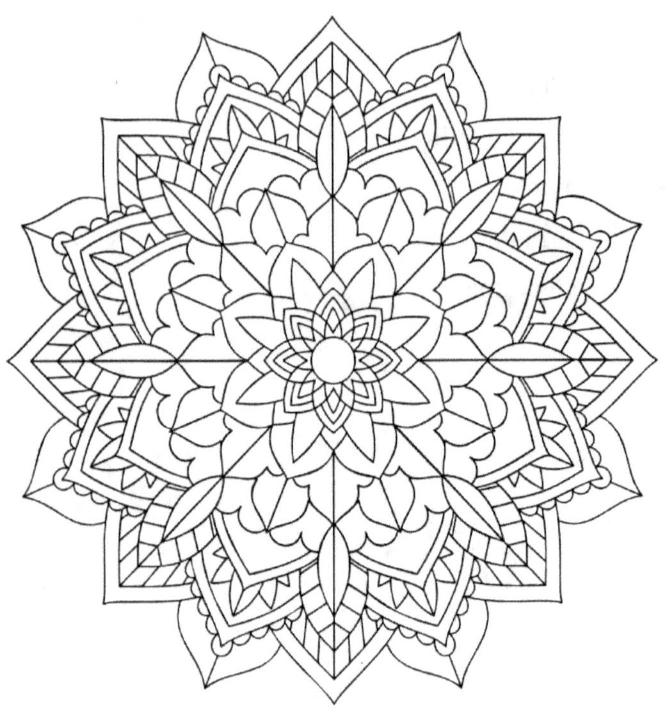

Dieta: linee guida per la dieta Vata, Pitta, Kapha

Nel capitolo precedente abbiamo definito quali sono i cibi consigliati o da evitare per i tre Dosha, in questo capitolo invece entreremo più nello specifico introducendo il concetto dei gusti, come mangiare, e alcuni pasti suggeriti. Tracceremo delle semplici linee guida al fine di comprendere la dieta corretta per noi.

Dieta Vata

Vata beneficia dei sapori dolci, acidi e salati ed è appesantito dai sapori acri, amari e astringenti.

Da favorire

Dolce:

- Favorisci cibi naturalmente dolci come frutta, gran parte dei cereali, ortaggi a radice, latte, burro chiarificato, yogurt fresco, uova, noci, semi, olii e carni magre.
- Il gusto dolce è il fondamento di una dieta pro - Vata. È il gusto predominante nella maggior parte degli alimenti base di Vata e anche la principale fonte di nutrimento.
- Dare predominanza al gusto dolce NON vuol dire mangiare grandi quantità di zucchero raffinato o cibi zuccherati!

- I cibi naturalmente dolci tendono ad essere, nutrienti, rafforzanti e soddisfacenti.

Aspro:

- Favorisci i sapori aspri come una spremuta di succo di limone o lime, una spruzzata di aceto, una porzione di crauti, una ciotola di miso, una fetta di formaggio o un ciuffo di panna acida.
- Frutti aspri come uva bianca, arance, ananas e pompelmo sono appropriati ma vanno consumati separatamente dagli altri alimenti e con moderazione.
- Il sapore aspro non è generalmente il fulcro di un pasto; deve piuttosto tendere a complementare e ravvivare altri sapori.
- Il sapore aspro risveglia la mente e i sensi, migliora la digestione, favorisce l'energia, inumidisce gli altri alimenti e aiuta a eliminare l'aria in eccesso (gas e gonfiore).

Salato:

- Il gusto salato è quasi esclusivamente derivato dal sale stesso, ma favorire il gusto salato non significa che il cibo debba arrivare ad avere il sapore di un salume!
- Il sale è già troppo utilizzato nella tipica dieta occidentale, quindi essere semplicemente consapevoli di includere aromi salati e assicurarsi che il cibo abbia un *po'* di sale sarà probabilmente sufficiente.
- L'Ayurveda raccomanda l'uso di sale marino di qualità o un sale minerale naturale piuttosto che il comune sale da tavola.

- Il sale stimola l'appetito e la digestione, aiuta a trattenere l'umidità, favorisce la corretta evacuazione e migliora il sapore di molti alimenti.

Da ridurre

Acre:

- L'acre è un sapore speziato e caldo come quello che si trova in peperoncini, ravanelli, rape, cipolle crude e molte spezie particolarmente riscaldanti.
- Tuttavia, se usate con moderazione, la maggior parte delle spezie delicate sono innocue.
- Il sapore acre è caldo, asciutto e leggero; se sovrautilizzato asciuga estremamente il sistema, e può essere dannoso per i Vata.

Amaro:

- Il sapore amaro predomina nelle verdure amare (come il cavolo verde, i denti di leone, etc.) e si trova anche in alimenti come melone amaro, carciofi, melanzane e cioccolato.
- Il sapore amaro è rinfrescante, essiccante, leggero e generalmente riducente o catabolico, tutte qualità che tendono ad appesantire i Vata.

Astringente:

- Il gusto astringente è fondamentalmente un sapore di secchezza, un sapore gessoso che secca la bocca e può farla contrarre (immaginate di mordere una banana molto acerba).

- I legumi hanno un gusto astringente: fagioli adzuki, fagioli neri, ceci, fagioli borlotti, soia e così via.
- Il gusto astringente si trova anche in alcuni frutti, verdure, cereali e prodotti da forno: cose come mele, mirtilli rossi, melograno, carciofi, broccoli, cavolfiori, lattuga, segale, torte di riso e cracker.

Come mangiare

Quando si parla di Vata, il modo in cui mangiamo può essere altrettanto importante di quello che mangiamo. I Vata sono profondamente rasserenati quando mangiano in un ambiente pacifico, in cui possono offrire la loro piena attenzione all'atto di nutrirsi. La routine stessa contribuisce ad equilibrare i Vata, quindi la pratica di consumare costantemente tre pasti al giorno (alla stessa ora ogni giorno) aiuta ulteriormente i Vata e rafforza la loro digestione delicata. Come abbiamo già detto, il potenziale aggravante di molti alimenti può essere ridotto al minimo assicurandosi che siano ben cotti, serviti caldi e guarniti generosamente con olio, burro chiarificato e spezie digestive. Prova a prenderti un momento per "risuonare" col tuo cibo; in particolare se sai che stai per ingerire un cibo o un pasto particolarmente fresco, asciutto, leggero o ruvido.

Infine, poiché Vata richiede un nutrimento regolare, è meglio evitare il digiuno. Se senti la necessità di fare una depurazione di qualche tipo evita comunque il digiuno totale!

Pasti suggeriti

Prima colazione - La colazione è un pasto critico per i Vata. Dopo un digiuno notturno, hanno bisogno di nutrimento. Una ricca colazione è generalmente molto stabilizzante per l'intero sistema, a condizione che non sia troppo pesante per la propria capacità digestiva:

- Un pasto ricco di uova e toast imburrati è sempre una scelta vincente per Vata e può essere servito con verdure saltate o avocado fresco, se lo si desidera.

- Anche i cereali caldi, come farina d'avena, porridge di riso, crema di riso e crema di grano, sono ottime scelte. Per una colazione più ricca e cremosa, i chicchi possono essere cotti nel latte (o un sostituto), oppure puoi aggiungere del latte caldo dopo la cottura. Per rendere questo pasto ancora più piacevole, guarniscilo con burro chiarificato, mandorle affettate e semi di lino, addolciscilo con miele o sciroppo d'acero e aggiungi spezie riscaldanti come cannella, noce moscata, zenzero, chiodi di garofano e cardamomo.

- Un'altra deliziosa colazione è un frullato di datteri e mandorle a base di datteri ammollati, mandorle ammollate e sbucciate e latte bollito (o un sostituto del latte), miscelato insieme a spezie riscaldanti come cannella e noce moscata.

Pranzo - Il pranzo è il pasto principale della giornata, il che significa che è il più ricco e il più nutriente dei tre. Cereali abbondanti, verdure al vapore e saltate, pane, zuppe e stufati sono ottimi elementi per il pranzo. Questo è anche il momento migliore per gustare una piccola insalata. Prova qualcosa del tipo:

- Urad e mung dal giallo con cardamomo. Se vuoi, guarnisci questo pasto con coriandolo, cetrioli e un pizzico di yogurt.
- Pasta di riso o gnocchi al pesto, olive nere, pinoli, formaggio e un contorno di barbabietole marinate. Se lo desideri, aggiungi una piccola insalata verde condita con una salsa oleosa ma stimolante, come una vinaigrette al limone e zenzero.
- Zuppa di zucca, pane abbondante e insalata di contorno.

Cena - La cena dev'essere un po' più piccola e leggera del pranzo. Ma per pacificare i Vata, deve offrire un nutrimento adeguato. Zuppe o stufati in porzione più piccola del pranzo spesso sono l'ideale:

- Riso con avocado e tortilla imburrata.
- Patate dolci al forno e imburrate con zuppa di minestrone e fagiolini.
- Stufato di patate dolci.

Dieta Pitta

Pitta è beneficato dai sapori dolci, amari e astringenti e appesantito dai sapori acri, acidi e salati.

Da favorire

Dolce:

- Favorisci cibi naturalmente dolci come frutta dolce, gran parte dei cereali, zucche, ortaggi a radice, latte, burro chiarificato e yogurt fresco.
- Il gusto dolce è rinfrescante e pesante ma anche antinfiammatorio. Calma il calore, soddisfa la sete, giova alla pelle e ai capelli e tende a nutrire, rafforzare e appagare.
- Favorire il gusto dolce NON richiede di mangiare grandi quantità di zucchero raffinato o cibi dolci zuccherati; gli alimenti naturalmente dolci sono i migliori.

Amaro:

- Il sapore amaro predomina nelle verdure amare, come il cavolo verde, il dente di leone e il cavolo. Si trova anche nel melone amaro, nei topinambur, nel cioccolato fondente e nelle spezie benefiche per i Pitta come cumino, zafferano e curcuma.
- Il gusto amaro è eccezionalmente rinfrescante, ma anche essiccante.
- Gli amari ripuliscono e migliorano il senso del gusto. Tonificano la pelle e i muscoli, avvantaggiano il sangue, alleviano le sensazioni

di bruciore e prurito, soddisfano la sete, equilibrano l'appetito, supportano la digestione e aiutano ad assorbire umidità, sudore e pitta in eccesso.

Astringente:

- Il gusto astringente è fondamentalmente secco, un sapore gessoso che può indurre a contrarre la bocca come quando mangi una banana acerba.
- I legumi - fagioli azuki, fagioli occhio, ceci, lenticchie, fagioli borlotti, soia e così via - hanno un gusto astringente. Alcuni frutti, verdure, cereali, prodotti da forno e spezie sono astringenti: mele, mirtilli rossi, melograno, carciofi, broccoli, cavolfiore, lattuga, popcorn, torte di riso, cracker, basilico, coriandolo, aneto, finocchio, prezzemolo e curcuma.
- Il gusto astringente è pesante, freddo e asciutto.
- Pitta beneficia della natura comprimente, assorbente, promotrice dell'unione del gusto astringente. Può tonificare i tessuti corporei, prevenire disturbi emorragici, contrastare la diarrea e anche assorbire il sudore e i liquidi in eccesso.

Da ridurre

Acre:

- L'acre è un sapore speziato e caldo come quello che si trova in peperoncini, ravanelli, rape, cipolle crude e molte spezie particolarmente riscaldanti.
- Il gusto acre è particolarmente caldo e leggero, entrambe qualità che disturbano i Pitta.
- Un gusto troppo piccante può causare sete in eccesso, sensazioni di bruciore, sanguinamento, vertigini e infiammazione (specialmente nel tratto intestinale).

Aspro:

- Ridurre al minimo gli alimenti acidi come aceto e altri cibi fermentati, formaggi a pasta dura, panna acida, uva verde, ananas, pompelmo e alcool (una birra occasionalmente o un vino bianco sono concessi).
- Il Pitta è appesantito dalle qualità calde, leggere e oleose del gusto acre.
- Un gusto troppo acido può aumentare la sete, disturbare il sangue, creare calore nei muscoli, causare la formazione di pus nelle ferite e provocare sensazioni di bruciore alla gola, al torace o al cuore. Può anche promuovere sentimenti aspri come la gelosia o l'invidia.
- Una spremuta occasionale di succo di lime è il modo migliore per il Pitta di includere il sapore aspro.

Salato:

- Il gusto salato deriva quasi esclusivamente dal sale stesso.
- Proprio come il sapore acre, è la natura leggera, calda e oleosa del sale che disturba i Pitta.
- Il gusto salato può alterare l'equilibrio del sangue, ostacolare gli organi di senso, aumentare il calore, danneggiare la pelle, intensificare l'infiammazione, portare alla rottura dei tessuti o causare ritenzione idrica, ipertensione, infiammazione intestinale, capelli grigi, rughe ed eccesso sete. Può anche intensificare il nostro desiderio di sapori più forti, che appesantirà ancora di più i pitta.

Come mangiare

Quando si tratta di pacificare i Pitta, il modo in cui mangiamo è sorprendentemente importante. Il forte appetito dei Pitta può portare a un'intolleranza generale a saltare i pasti. Per questo motivo, ai Pitta fa bene a seguire un programma alimentare regolare e consumare almeno tre pasti ogni giorno. Mangiare in orari coerenti da un giorno all'altro aiuta anche a bilanciare un processo digestivo iperattivo.

È importante mangiare in un ambiente tranquillo e prestare la massima attenzione all'atto di essere nutriti in modo che il tuo corpo registri soddisfazione. Ciò contribuirà a prevenire l'eccesso di cibo, che è un effetto collaterale comune dell'appetito vorace dei Pitta. I cibi caldi e piccanti, i cibi estremamente acidi e i cibi

troppo salati sono particolarmente dannosi per il Pitta.
E come abbiamo già detto, il potenziale aggravante di
molti alimenti può essere ridotto al minimo
assicurandosi che siano presi in piccole quantità e
serviti con contorni rinfrescanti (come coriandolo,
cumino, finocchio, menta, avocado e cocco). Infine, se
senti la necessità di fare pulizia, mangiare frutta, intera
o in succo, può essere una buona scelta.

Pasti suggeriti

Prima colazione - Di solito la colazione non deve
essere saltata dai Pitta. La migliore colazione per loro è
dolce, ricca di carboidrati e fonte di energia prolungata.

Qualche consiglio:

- Una ricca macedonia di frutta (mele, pere, uva
  rossa e mirtilli) guarnita con uvetta e cocco
  grattugiato. Questo pasto leggero
  probabilmente funzionerà meglio nei mesi più
  caldi che in inverno.
- Una gustosa colazione può essere semplice
  come un frullato di datteri e mandorle a base di
  datteri ammollati, mandorle imbevute e
  sbucciate e latte bollito (o un sostituto),
  abbinato a cardamomo e un pizzico di cannella.
- Farina d'avena o porridge di riso fatto con latte
  caldo e guarnito con uvetta o datteri tritati,
  mandorle tritate (imbevute e sbucciate), burro
  chiarificato e sciroppo d'acero.
- Una frittata di albume e verdure, servita con
  avocado e toast integrali.

Pranzo - Il pranzo è il pasto principale della giornata, il che significa che è il più ricco e il più nutriente. Un'ampia varietà di cereali, fagioli e verdure appropriate sono ottimi elementi costitutivi per il pranzo e possono essere accompagnati da carni adatte, se le mangi. Prova qualcosa del tipo:

- Tofu stagionato e cavolo cotto al vapore su riso selvatico. Soffriggete il tofu in olio di semi di girasole e aggiungete alcune delle vostre spezie preferite fra quelle benefiche per il Pitta. Guarnire le verdure con olio d'oliva, succo di lime appena spremuto, coriandolo macinato e pepe nero.
- Lenticchie rosse con erbe rinfrescanti come coriandolo, menta o finocchio, abbina pane integrale imburrato (usa burro non salato), cavolo viola saltato e insalata verde. Aggiungi verdure come carote, sedano e cipolla alla tua zuppa. Salta il cavolo nel burro chiarificato con cumino, coriandolo, curcuma, succo di lime e una spruzzata di sciroppo d'acero.
- Riso fritto all'avocado e pane integrale con burro chiarificato o burro non salato.
- Pasta integrale, pesto e verdure fresche (come peperoni, broccoli, carote, sedano, fagiolini, funghi, zucchine o olive nere). Guarnisci la pasta con chèvre sbriciolato, olio d'oliva e coriandolo. Servi con una piccola insalata verde e zuppa.

Cena - La cena è più leggera del pranzo, ma deve anche sostenere il metabolismo attivo dei Pitta. Un pasto semplice ma nutriente o una porzione minore degli alimenti del pranzo possono funzionare bene. Provare:

- Fagioli verdi con aneto, abbinati ad asparagi arrostiti e riso basmati.
- Hamburger di verdure (o tacchino) con funghi saltati, formaggio di capra, lattuga, avocado e un contorno di patate fritte.
- Doppio riso speziato, omettendo i semi di senape e inserendo mandorle bagnate e sbucciate, semi di zucca o semi di girasole, servito con focaccia.

Dieta Kapha

Kapha è pacificato dai sapori acri, amari e astringenti e appesantito dai sapori dolci, acidi e salati.

Da favorire

Acre:

- L'acre è un sapore speziato e caldo come quello che si trova nei peperoncini, ravanelli, rape, cipolle crude e la maggior parte delle spezie. In effetti, la maggior parte delle spezie sono eccezionali per i Kapha!
- Il sapore acre è leggero, caldo, ruvido e secco, molto benefico per il Kapha. In sostanza, se ti piace il piccante, vai tranquillo. E anche se non lo ami, utilizza comunque una grande varietà di spezie più miti nei tuoi piatti: cose come cardamomo, chiodi di garofano, cannella, cumino, zenzero, aglio, paprika e curcuma.
- Il gusto acre pulisce la bocca e chiarisce i sensi. Stimola la digestione, liquefa le secrezioni, favorisce la sudorazione e fluidifica il sangue.

Amaro:

- Il sapore amaro predomina nelle verdure amare (come il cavolo verde, le foglie di tarassaco, ecc.) E si trova anche nel melone amaro, nei carciofi, nelle melanzane, nel cioccolato fondente e nelle spezie come cumino, foglie di neem, zafferano e curcuma.

- Il sapore amaro è ruvido, secco, leggero: tutte qualità che vanno a beneficio del kapha, ma è anche tendenzialmente rinfrescante, quindi è importante aggiungere alcune spezie riscaldanti agli alimenti amari.
- L'amaro pulisce il palato e migliora il senso del gusto. Tonifica la pelle e i muscoli, migliora l'appetito, supporta la digestione e aiuta ad assorbire umidità, linfa, massa muscolare, tessuto adiposo e sudore.

Astringente:

- Il gusto astringente è fondamentalmente secco.
- Legumi come fagioli azuki, fagioli occhio, ceci, lenticchie, fagioli borlotti e semi di soia hanno un gusto astringente e molto benefico per i Kapha.
- Kapha. Anche alcuni frutti, verdure, cereali, prodotti da forno e spezie sono astringenti nel gusto: cose come mele, mirtilli rossi, melograno, carciofi, broccoli, cavolfiore, lattuga, popcorn, torte di riso, cracker, basilico, coriandolo, aneto, finocchio, prezzemolo e curcuma.
- Kapha beneficia della compressione, dell'assorbenza di questo gusto, che aiuta anche a tonificare i tessuti corporei e utilizzare l'eccesso di liquido.

Da ridurre

Dolce:

- Il sapore dolce è freddo, pesante, umido, oleoso e dannoso per i Kapha, soprattutto in eccesso.
- Ridurre o eliminare il più possibile l'assunzione di zuccheri raffinati e cibi dolci zuccherati.
- Sarebbe impossibile seguire una dieta nutriente ed evitare del tutto il gusto dolce. Ma è certamente ragionevole ridurre le porzioni di alimenti naturalmente dolci come frutta, cereali, ortaggi a radice, latte, burro chiarificato, yogurt, uova, noci, semi, oli e carni.
- I cibi dolci tendono ad aggravare la tendenza di Kapha verso la pesantezza, l'obesità, la letargia e il sonno in eccesso. Possono anche causare muco eccessivo, aggravare raffreddori e tosse e ridurre l'appetito in modo malsano.

Aspro:

- Ridurre al minimo gli alimenti acidi come aceto, formaggio, panna acida, uva verde, arance, ananas e pompelmo.
- Le qualità idratanti e oleose del gusto aspro danneggiano i Kapha.
- Il sapore aspro può aumentare la sete, creare pesantezza agli occhi, causare lassità nel corpo e aggravare la ritenzione idrica o il gonfiore.
- Una spremuta occasionale di succo di limone o lime è il modo migliore per i Kapha di inserire nella loro dieta il sapore aspro.

Salato:

- Il gusto salato deriva quasi esclusivamente dal sale stesso.
- Proprio come il sapore aspro, è la natura umida e oleosa del sale che danneggia i Kapha.
- In eccesso, il gusto salato può causare ritenzione idrica, ipertensione, infiammazione intestinale, capelli grigi, rughe, sete in eccesso e può ostacolare gli organi di senso. Inoltre, tende a suscitare un forte desiderio di sapori più forti e può allo stesso modo innescare meccanismi di insaziabilità e avidità.

Come mangiare

Quando si tratta di pacificare i Kapha, il modo in cui mangiamo può avere un profondo impatto sul grado di successo. Come la maggior parte delle persone Kapha sanno, l'amore di Kapha per il cibo e la tendenza al mangiare emotivo possono facilmente portare ad un'eccessiva indulgenza. Per questo motivo, i Kapha fanno bene a attenersi a tre pasti al giorno. A volte, sono addirittura sufficienti solo due pasti. Mangiare in orari coerenti da un giorno all'altro aiuta anche a rafforzare il processo digestivo e a regolare l'appetito. Puoi contrastare ulteriormente la digestione lenta masticando una fetta di zenzero fresco (delle dimensioni di un centesimo) con un pizzico di sale marino, alcune gocce di succo di lime e circa ¼ di cucchiaino di miele circa 30 minuti prima di pranzo e cena. Questo aiuta a preparare l'apparato digerente a ricevere cibo e ad elaborarlo in modo efficace.

Durante i pasti, è molto importante mangiare in un ambiente tranquillo e prestare la massima attenzione all'atto di nutrirsi in modo che il tuo corpo registri soddisfazione. Ciò contribuirà a ridurre l'eccesso di cibo e il mangiare emotivo. Fast food, dolci e quantità eccessive di pane e altri cibi di conforto possono essere particolarmente dannosi per i Kapha. Anche se probabilmente non riuscirai a evitare tutti gli alimenti nocivi, il loro potenziale dannoso può essere ridotto al minimo assicurandoti che siano serviti caldi, in piccole quantità e con il supporto di erbe riscaldanti. Infine, poiché la digestione del Kapha è generalmente un po' confusa, digiuni periodici o pulizie possono essere molto utili, specialmente se si tende a essere in grado di sostenere la propria energia durante le lunghe pause tra i pasti. Un piccolo frutto o un succo veloce (pensa alla mela o al melograno) possono essere di grande aiuto.

Pasti suggeriti

Prima colazione - La colazione è spesso facoltativa per i Kapha. Essi beneficiano enormemente del digiuno durante la notte tra cena e colazione. Se l'appetito non è tornato al risveglio, è probabile che basterà una leggera colazione a base di frutta fresca o tè. Se la colazione ti sembra importante, allora considera di assumere questi alimenti:

●Una porzione di frutta fresca: mele in umido; macedonia: scegli frutta come mele, albicocche, bacche, mango, pesche e fragole; un frullato di frutta.

•Anche una mela cotta può essere soddisfacente.

•Hai bisogno di qualcosa in più? I cereali caldi, come l'orzo stagionato o il porridge di riso, sono scelte eccellenti. Puoi anche aggiungere un po' di frutta secca o un po' di miele, se vuoi.

•Un'altra opzione sarebbe muesli con latte di riso caldo e una fetta di toast di segale.

•Aggiungi tè alle erbe, verde o nero a una di queste colazioni, ma fai attenzione a non appesantirle eccessivamente; una piccola quantità di miele e / o latte di riso è sufficiente.

Pranzo - Il pranzo è il pasto principale della giornata, il che significa che è il più ricco e il più nutriente. Progetta i tuoi pranzi prevedendo di consumare molte verdure al vapore e saltate e completali con fagioli, cereali adeguati, pane non lievitato, una carne adatta o un uovo occasionalmente. Prova qualcosa del tipo:

•Zuppa di lenticchie rosse e un contorno di cavolo al vapore. Il cavolo può essere guarnito con olio d'oliva, succo di limone e pepe nero.

•Una semplice zuppa di verdure fatta con verdure come cipolle, aglio, broccoli, sedano, carote, fagiolini, asparagi e una fetta di pane tostato di segale.

•Zuppa di peperoncino verde con tacos di fagioli neri. Includere fagioli neri, cipolle saltate e peperoni, lattuga romana triturata, coriandolo, salsa e una spremuta di succo di lime e servire su tortillas di mais al vapore.

Cena - La cena dev'essere più leggera del pranzo. Le zuppe e gli stufati sono spesso una scelta meravigliosa perché sono caldi e nutrienti, anche quando sono leggeri. Per alcuni, specialmente quando è indicata la perdita di peso, è meglio rinunciare del tutto alla cena a favore di una colazione e un pranzo sani, o fare una colazione più sostanziosa e rendere la cena il pasto ultra leggero della giornata. Provare:

- Lenticchie rosse con basilico e una piccola porzione di riso basmati.

- Zuppa di porri con insalata e condimento stimolante, come lo zenzero e limone.

Sei sapori nell'ayurveda: i fondamenti del gusto

Secondo l'Ayurveda, è molto importante gustare i nostri cibi, le nostre erbe - le nostre vite. *Rasa*, la parola sanscrita per gusto, ha diversi significati potenti, tra cui: esperienza, entusiasmo, succo, plasma (come in rasa dhatu) ed essenza. Questi diversi significati suggeriscono il valore del gusto all'interno della tradizione ayurvedica. Rasa è, in un modo molto reale, l'essenza della vita e influenza letteralmente ogni aspetto del nostro essere - dalla struttura e dalla fisiologia, fino al nostro stato generale di mente e coscienza. L'Ayurveda vede il rasa, o il gusto, come uno strumento terapeutico tremendamente potente che determina non solo il modo in cui sperimentiamo il nostro cibo, ma anche il sapore generale della nostra esistenza. Nell'Ayurveda, al gusto viene assegnato un significato molto più profondo di quello a cui siamo abituati in Occidente; è considerato di fondamentale importanza nel determinare l'effetto che vari cibi, spezie, erbe terapeutiche ed esperienze avranno sul nostro stato di equilibrio: corpo, mente e spirito. In Italia ad esempio, siamo abituati a delle vere e proprie eccellenze in termini di cibo, e siamo particolarmente esperti in termini di gusto ma, molte spezie usate in oriente sono a noi sconosciute. Chi ha assaggiato almeno una volta il cibo in Turchia, Pakistan, India, e molti altri paesi, si è trovato sicuramente a sperimentare gusti nuovi rispetto ai soliti. Inoltre dobbiamo fare una considerazione importante riguardo ai gusti, mi riferisco in particolare al dolce e al salato. Pensiamo ai bambini che ancora non hanno sviluppato una certa "intelligenza gustativa" e di conseguenza tendono a riconoscere come "buoni" tutti quei cibi che sono nettamente dolci o nettamente salati. Le classiche patatine! O la tanto amata cioccolata al latte! Se infatti ci discostiamo anche di poco da questi, e proviamo ad offrire al bambino un pezzo di cioccolata fondente, quasi sicuramente il bambino la scarterà perché sa bene che è un tantino amara (gusto abbastanza ostile per i bambini). Lo stesso vale per le verdure che, anche se condite a dovere, mantengono le loro caratteristiche amare e quindi continuiamo a chiederci perché i nostri bambini odiano le verdure. Chiaramente il gusto si amplia e si perfeziona con la crescita e con le esperienze, quindi è abbastanza logico che un bambino abbia delle preferenze piuttosto limitate. Se pensiamo alle persone anziane invece notiamo che riescono a mangiare cibi molto amari e piccanti rispetto a persone più giovani. La parola chiave per noi è "sperimentare", o meglio arricchire la nostra memoria con esperienze gustative sempre nuove, imparando ad apprezzare gusti diversi dal solito dolce e salato contrariamente a come fa un bambino.

Detto questo, l'Ayurveda riconosce sei gusti, ognuno dei quali ha un ruolo vitale da svolgere nella nostra fisiologia, salute e benessere. I sapori dolci, acidi, salati, acri, amari e astringenti si combinano in innumerevoli modi per creare l'incredibile diversità di sapori che incontriamo durante la nostra vita. Anche la stessa sostanza può avere un sapore diverso, a seconda di dove viene coltivata o allevata, quando viene raccolta, se e come viene cucinata o elaborata, e quanto è fresca o che età ha. Quando mangiamo al ristorante, più o meno tutti riusciamo a sentire se gli ingredienti usati nei piatti sono freschi, o sono stati scongelati. Pertanto, il gusto può dirci molto, non solo su ciò che stiamo ingerendo, ma anche sulle qualità fisiche ed energetiche che stiamo assumendo.

Ad ogni modo, il gusto è una rappresentazione vivente dell'esperienza: quella delle sostanze che assumiamo e delle nostre, mentre le assaggiamo. L'Ayurveda ci insegna a riconoscere, apprezzare e persino amare appieno la varietà di sapori che incontriamo ogni giorno. Solo così possiamo veramente sfruttare il potenziale del gusto per influenzare il cambiamento positivo nelle nostre menti e nei nostri corpi. L'esperienza del gusto ci aiuta anche a comprendere meglio i singoli sei gusti, a coltivare una relazione più profonda con ciascuno di essi e ad iniziare ad adattare le nostre abitudini in base a ciò che apprendiamo.

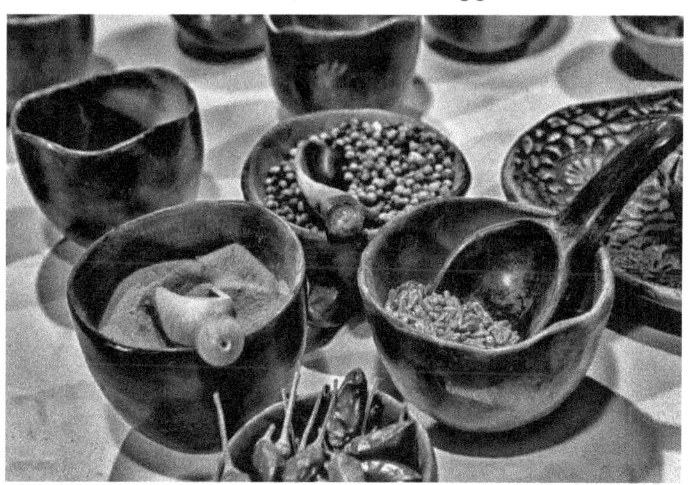

L'esperienza del gusto

Uno degli insegnamenti fondamentali della tradizione ayurvedica è che ogni cosa nell'universo è composta da cinque elementi: terra, acqua, fuoco, aria ed etere (spazio). I gusti non sono diversi; ognuno di essi contiene tutti e cinque gli elementi. Detto questo, ogni gusto è prevalentemente composto da due elementi.

I 6 gusti e i loro elementi predominanti

- Dolce (Madhura): Terra e acqua
- Acido (Amla): Terra e fuoco
- Salato (Lavana): Acqua e fuoco
- Acre (Katu): Fuoco e aria
- Amaro (Tikta): Aria ed etere
- Astringente (Kashaya): Aria e Terra

Da questi inizi elementari, l'esperienza del gusto avvia una complessa cascata di influenze che tocca ogni aspetto dell'organismo mente-corpo:

- Rasa o gusto (un singolo gusto o una combinazione di gusti diversi)
- Effetto di appesantimento o benefico su ciascuno dei Dosha (vata, pitta, kapha)
- Virya o temperatura (se la sostanza si sta riscaldando o raffreddando in natura)
- Vipaka, o effetto post-digestivo (riguarda gli escrementi e nutre le singole cellule)
- Prabhava, o un'azione imprevedibile unica per una particolare sostanza

- Guna o qualità associate
- Affinità per organi o tessuti particolari
- Direzione del movimento all'interno del corpo
- Influenza emotiva

La combinazione di tutti questi fattori può influenzare una vasta gamma di risposte in individui diversi. Mentre ogni sostanza è certamente unica, ognuno dei sei gusti tende a esercitare un'influenza piuttosto prevedibile sulla nostra fisiologia.

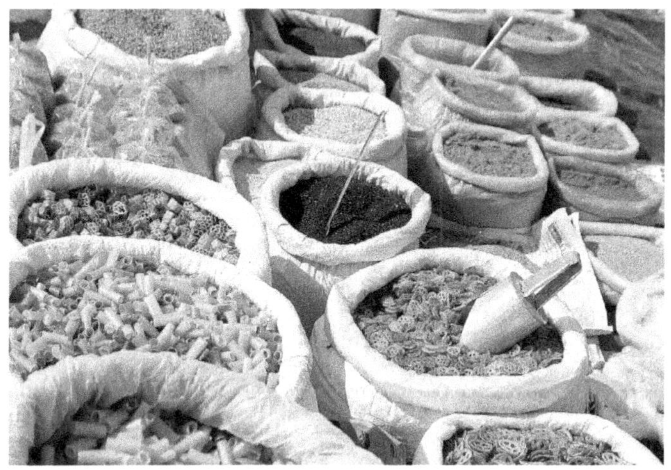

I sei gusti e te stesso

Come per la maggior parte delle cose in Ayurveda, la combinazione di gusti che fa per te dipende molto da, beh ... da te stesso! - la tua costituzione, i tuoi squilibri, la tua età, il tuo ambiente. In altre parole, mentre ciascuno dei gusti è necessario per tutti noi, i dettagli sono determinati dal contesto di ciascun individuo e possono cambiare nel tempo. Una dieta equilibrata includerà una quantità appropriata di ciascuno dei sei gusti, secondo la propria costituzione (prakriti), lo stato attuale (vikriti) e la stagione. Inoltre, non importa se questa esplorazione del gusto è uno sforzo per te, o se la si sta già portando avanti da tempo. Il fatto è che il gusto, rasa, è un mezzo intrinsecamente potente per mettere a punto il sapore della tua vita, attraverso la dieta, lo stile di vita, le relazioni o attraverso i tipi di esperienze che persegui. L'evoluzione di una relazione approfondita con il gusto può far luce sui tuoi punti di forza, le tue vulnerabilità e i bisogni unici. Allo stesso tempo, vi sarà l'attuazione di un potente strumento a supporto del tuo percorso verso la salute perfetta.

Rimedi domestici ayurvedici per disturbi digestivi

In questo capitolo voglio proporre alcuni rimedi molto conosciuti in campo ayurvedico, rimedi che possono essere preparati con pochi ingredienti presenti in casa, e possono risolvere diversi disturbi della digestione. Normalmente siamo abituati alla classica limonata, o al bicarbonato, o ad una tisana digestiva, e altro, ma esistono numerose semplici ricette illustrate nell'Ayurveda per eliminare molti disturbi. Ecco alcune ricette che sono fortemente raccomandate per problemi digestivi e anche per reintegrare i nutrienti persi.

Ricette Gruel

<u>Per indigestione</u>

Ingredienti:

Riso-1/2 tazza

Acqua - 4 tazze

Pepe lungo - 2 o 3

Zenzero -1 fetta

Metodo di preparazione:

Cuocere il riso con la quantità consigliata di acqua, lo zenzero tritato e sale. Spolvera il pepe lungo e soffriggilo in un cucchiaio di burro chiarificato di mucca e aggiungilo al riso. Consumalo quando fa caldo. È molto leggero da digerire e allevia il dolore da colica.

<u>Per la diarrea</u>

Ingredienti:

Riso -1/2 tazza

Acqua - 4 tazze

Pasta di zenzero - 1/2 cucchiaio

Sale qb

Succo di melograno: ½ tazza

Metodo di preparazione

1. Cuocere il riso con la quantità consigliata d'acqua, la pasta di zenzero e sale.

2. Aggiungi il succo di melograno quando è pronto. Questa "pappa" reidrata il corpo e fornisce energia. Calma le pareti infiammate dell'intestino e controlla i movimenti intestinali.

<u>Per flatulenza</u>

Ingredienti:

½ tazza di riso

4 tazze d'acqua

Haritaki (Terminalia chebula) -1/2 cucchiaio di polvere

Radici di pippali o pepe lungo

Pasta di zenzero -1/2 cucchiaio

Sale qb

Metodo di preparazione

Cuocere insieme riso, polvere di haritaki, radici di pippali e acqua. Aggiungi sale. Consumalo caldo.

<u>Indigestione dovuta al consumo eccessivo di cibo oleoso</u>

Ingredienti:

½ tazza di riso

4 tazze d'acqua

Burro al latte - 1 tazza

Sale qb

Metodo di preparazione

Cuocere il riso nell'acqua salata. Aggiungi una tazza di latte al burro quando è tiepido e consumalo. Allevia indigestione e nausea.

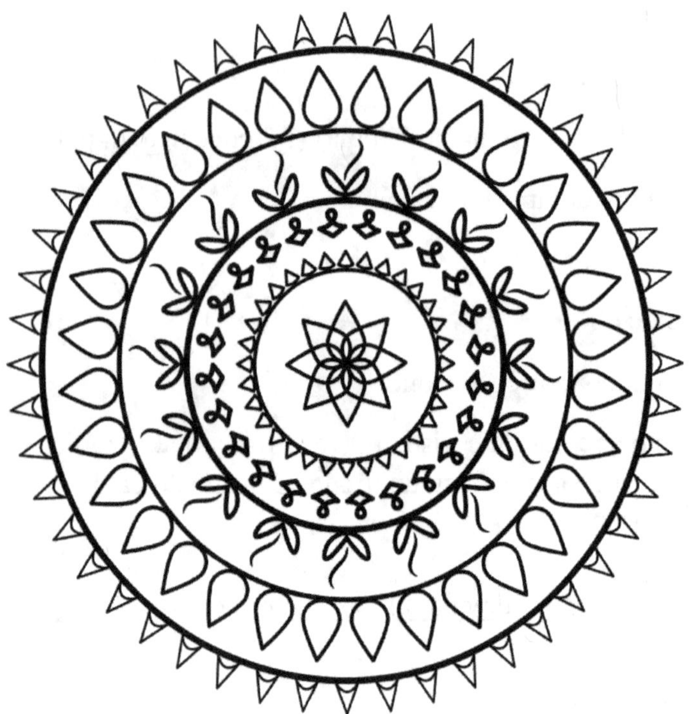

Aglio

A proposito di rimedi, voglio parlarti di un ingrediente che tutti noi usiamo ma di cui conosciamo ben poco. Sappiamo che l'aglio fa bene, ce lo dicono sempre, ma perché? Quali sono i suoi benefici? Beh, i benefici dell'aglio sono molti! E visto che è un ingrediente molto comune nelle nostre case, iniziamo proprio da questo. Qui di seguito un resoconto dettagliato di ciò che l'aglio fa per i vari organi del corpo umano. Se l'aglio fosse stato creato in laboratorio anziché per natura, sarebbe probabilmente un farmaco da prescrizione costoso. L'aglio è una delle piante medicinali più antiche e si ritiene essere in grado di combattere le malattie cardiache, abbassare la pressione sanguigna e aiutare a combattere il raffreddore. In effetti, l'aglio è stato usato in medicina per almeno 5000 anni, ma fino a poco tempo fa i suoi benefici erano considerati poco più che folklore. La maggior parte della ricerca moderna sull'aglio si è concentrata sulla sua capacità di abbassare il colesterolo e la pressione sanguigna, oltre a offrire protezione contro ictus e malattie cardiache.

Ecco altri benefici che assicura l'uso dell'aglio:

1. Protezione del fegato dalle sostanze tossiche: l'aglio attiva le cellule del fegato e quindi lo protegge dalle sostanze tossiche; ringiovanisce un fegato stanco e promuove il suo normale funzionamento.

2. Miglioramento della circolazione sanguigna: quando l'allicina viene riscaldata nel processo di cottura

dell'aglio si forma l'"ajoene ". Questa sostanza ha un effetto soppressivo sui trombi e abbassa il colesterolo nel sangue, quindi è efficace per il trattamento dell'aterosclerosi e della trombosi.

3. Regolazione della funzione dello stomaco: l'allicina favorisce la secrezione dei succhi gastrici stimolando le mucose dello stomaco; inoltre, si combina con proteine che possono ridurre la sua attività eccessiva. Inoltre, l'allicina attiva l'intestino crasso curando sia la costipazione che la diarrea.

4. Promozione della secrezione di insulina: l'allicina si combina con la vitamina B1 (tiamina) per attivare la funzionalità del pancreas e quindi promuove la secrezione di insulina. Di conseguenza, l'aglio è efficace nella prevenzione o nella cura del diabete causata dalla mancanza di insulina o dal funzionamento difettoso del pancreas.

5. Normalizzazione della circolazione sanguigna: poiché stimola i nervi cerebrali e controlla il funzionamento del cuore a un livello costante, l'aglio stabilizza la pressione sanguigna. È anche in grado di dissolvere colesterolo e sostanze grasse all'interno dei vasi sanguigni e quindi rinfrescare le cellule e il sangue all'interno del corpo.

Oggi esistono prove scientifiche a livello mondiale a supporto dei numerosi benefici per la salute che possono essere derivati dal consumo quotidiano di aglio.

Test approfonditi sull'uomo hanno concluso che un'assunzione regolare di aglio può:

- Abbassare il colesterolo totale (aumenta il colesterolo HDL, quello buono)
- Produce più cellule "killer naturali" nel sangue che ci proteggeranno da infezioni e tumori
- Mantiene bassa la pressione sanguigna
- Riduce il rischio di coaguli di sangue (che sono responsabili della maggior parte degli infarti e degli ictus)
- Distrugge le infezioni causate da virus e batteri

L'aglio è classificato sia come erba che come verdura; la sua versatilità è apparentemente infinita.

Suggerimenti per cucinare con aglio:

1. Prima della cottura, rimuovere la pelle esterna dello spicchio. Ne faciliterà la digestione. Ci sono molti modi per farlo: ad esempio, immergere l'aglio intero in acqua tiepida per 30 minuti o immergere gli spicchi nell'acqua bollente per 30 secondi.

2. Dopo aver spellato l'aglio, selezionare un metodo di cottura con cui ottenere il sapore appropriato. Può essere saltato per creare un gusto ricco; cotto in camicia per creare un sapore delicato; arrostito al forno per esaltare il sapore di nocciola; fritto per creare un esterno croccante; o alla griglia per creare un sapore morbido e affumicato.

3. L'aglio è molto sensibile al calore e si brucia facilmente, soprattutto se soffritto. Esporre l'aglio a fuoco bassissimo fino a quando l'olio sfrigola e quindi rimuoverlo. Quando si cucina l'aglio con le cipolle, conviene iniziare con queste ultime, che hanno bisogno di più tempo per cuocersi.

Riguardo il cancro? Sappiamo che il primo rapporto scientifico che ha messo in relazione il consumo d'aglio e il cancro risale al 1950. Gli scienziati hanno iniettato allicina, un ingrediente attivo dell'aglio, nei topi affetti da cancro. I topi che hanno ricevuto l'iniezione sono sopravvissuti più di 6 mesi, mentre quelli che non hanno ricevuto l'iniezione sono sopravvissuti solo 2 mesi.

Come mettere in pratica tutto questo?

A questo punto, giunti alla conclusione del libro, ti sarai chiesto come usare tutte queste informazioni, e per questo voglio lasciarti delle linee guida molto semplici. Partiamo dal presupposto che le nostre abitudini alimentari sono consolidate da decenni, e facciamo fatica a rinunciare ai cibi che ci piacciono. Pensiamo al caffè! Se abbiamo sviluppato l'abitudine (o la dipendenza) dal caffè, sentiamo la necessità di prenderlo 1-2-3 o più volte al giorno, e lo facciamo da anni! Se qualcuno ci chiedesse di smettere di prendere il caffè, quale sarebbe la nostra reazione? Attenzione, non sto affatto dicendo che il caffè è un problema, l'ho solo preso come esempio poiché rispecchia quelle abitudini molto radicate in noi. Allo stesso modo, se siamo abituati a fare colazione con un cornetto e un cappuccino, siamo anche abituati a raggiungere certi livelli di zuccheri nel sangue ad una determinata ora, e potremmo impiegare tempo prima di riuscire a cambiare abitudini. Tornando all'esempio del caffè, non tutti gli individui lo digeriscono bene, per alcuni risulta molto aggressivo nello stomaco e crea loro diversi problemi. Queste persone poco compatibili con il caffè, sanno benissimo che bere una tazzina equivale a sentire bruciore di stomaco per tutta la mattina, ma ignorano i segnali che il corpo invia al loro cervello, e continuano comunque ad assumerlo. Può avvenire lo stesso con molte altre cose che ingeriamo, ad esempio il latte! A quanti dà fastidio il latte? Eppure continuano a berlo perché sono abituati. Ci sono innumerevoli combinazioni di cibi e individui, come abbiamo visto nel corso del libro nelle tipologie Vata, Pitta, e Kapha, quindi ognuno reagisce in maniera differente. Ma perché continuiamo a mangiare qualcosa che ci infastidisce? Beh, per svariati motivi... Prima di tutto per questioni di abitudine, in secondo luogo perché al gusto risulta molto buono, poi perché alcune sostanze come gli zuccheri ci gratificano al livello cerebrale, poi per pigrizia o per ignoranza, ecc. Ad ogni modo, il consiglio che voglio dare è quello di iniziare a prestare attenzione a tutto questo:

- Iniziare a ragionare secondo i Dosha, imparare le loro caratteristiche e cercare di riconoscere la nostra tipologia (ci sono dei modi più approfonditi per capire a quale tipologia apparteniamo),
- Imparare ad ascoltare i segnali che il nostro corpo ci invia quando mangiamo un alimento, o anche solo quando lo immaginiamo,
- Sperimentare nuovi gusti, spezie, condimenti, e abbinamento a cui non siamo minimamente abituati,
- Iniziare a modificare piccole abitudini alla volta, ad esempio diminuendo un cibo dannoso per noi, o aggiungendo pasti più salutari durante la settimana,

- Esercitarsi ad esaminare tutto ciò che mangiamo cercando di capire se gli abbinamenti sono corretti o no, e considerare i tempi di digestione, la distanza tra i pasti, lo stato di salute e mentale in quel momento, il periodo dell'anno, e la qualità degli ingredienti,
- Leggere più volte le indicazioni in questo libro per imparare a riconoscere le caratteristiche a prima vista, quindi sviluppare una memoria di queste conoscenze,
- Prestare attenzione a come ci sentiamo nell'arco della giornata dopo aver mangiate determinati cibi, quindi esaminare l'effetto che hanno avuto su di noi,
- Dare la priorità alla preparazione dei cibi e al nostro stato di salute, diventare più responsabili verso noi stessi e imparare a non trascurarci,
- Monitorare i benefici che la nuova dieta sta portando a noi, specialmente nell'arco delle settimane e dei mesi.

Queste sono le linee guida importanti, ma ovviamente puoi aggiungerne delle altre se lo ritieni opportuno visto che noi tutti siamo diversi. Non aver paura di sperimentare nuovi gusti, anche se all'inizio ti sembreranno strani e sentirai la mancanza dei cibi extra gustosi che sei abituato a mangiare, non paragonare le due cose perché il gusto non è l'unico parametro che determina se un cibo è salutare o meno. Anzi, esistono molte erbe che vengono usate per curare malattie e disturbi ed hanno un sapore amaro, per alcuni disgustoso, quindi il fatto che la lasagna sia buona non significa che sia curativa per il corpo. Prendi tutto come un'esperienza gustativa, e ti accorgerai che imparerai ad apprezzare gusti che prima ti erano ostili, parlo ovviamente di spezie particolari. In realtà seguendo l'alimentazione ayurvedica si possono preparare dei pasti eccellenti sotto il punto di vista del gusto, e con caratteristiche del tutto nuove per le nostre abitudini.

Conclusione

Cercare di comprendere il punto di vista ayurvedico non è cosa da poco, parliamo di una cultura molto antica con una storia molto ricca di contenuti. Leggere un libro come questo è sicuramente un primo passo verso una conoscenza più profonda, ma resta sempre e comunque un piccolo passo. In queste pagine ho riassunto i punti salienti di ciò che riguarda l'alimentazione ayurvedica senza entrare troppo nei dettagli medici, in questo modo ho cercato di facilitare l'approccio da parte di tutti i lettori. Come abbiamo visto, l'Ayurveda si basa su dei principi fondamentali, prende in considerazione i Dosha, fa ampio uso di erbe ed estratti, e mette in relazione i cibi che ingeriamo con i nostri effetti sulla salute. Normalmente, anche nella nostra cultura occidentale abbiamo qualche nozione riguardo i cibi che possono danneggiarci, ci viene detto di non usare troppo sale, evitare troppi zuccheri, in alcuni casi ci si accanisce sui grassi, altre volte sulla carne, sul tipo di farina utilizzata, sui cibi fritti, ecc. Tutte queste nozioni però, sono del tutto generiche e raramente vengono messe in relazione con il tipo di individuo. In poche parole, le verdure fanno bene, quindi tutti devono mangiare le verdure di tutti i colori come suggerisce la dieta mediterranea, ma questo ha scatenato diverse critiche poiché può sembrare: "per non sbagliare mangio un po' di tutto in quantità moderate". Ovviamente, anche nella cultura occidentale si è arrivati a comprendere che, il pomodoro ad esempio, potrebbe essere ben tollerato da un individuo "A" e mal tollerato da un individuo "B", ma fino a pochi decenni fa questa consapevolezza era del tutto sconosciuta. Pensiamo alle abitudini alimentari dei nostri nonni, soprattutto in Italia, e pensiamo a quanto erano scarse le loro conoscenze alimentari in termini di salute. Per loro, il concetto era "mangia tanto, mangia tutto, mangia spesso", educando i loro figli e i loro nipoti al fatto che se un cibo è buono al gusto, allora fa sicuramente bene. Le nostre nonne sono tutte bravissime a preparare la lasagna, ma nessuna di loro ha la minima idea di quale sia il risultato per la digestione riguardo l'abbinamento di tali ingredienti, e nessuna si pone il problema sulla digeribilità, sulla compatibilità in base all'individuo, ecc., la lasagna è buona e si mangia tutta, punto! Chiaramente questo è solo un esempio, ma ci fa comprendere quanto sia stata scarsa la conoscenza sul cibo nella nostra cultura al punto che, solo nell'ultimo secolo, abbiamo iniziato a preoccuparci di questo, e la medicina ha fatto progressi enormi in tempi molto brevi in termini di conoscenze alimentari. La cultura indiana invece, possiede conoscenze profonde in merito al cibo già da diversi secoli, considerando che l'Ayurveda risale a circa 5000 anni fa. Il punto su cui voglio far riflettere è questo: non bisogna assolutamente denigrare la cultura e la medicina occidentale in ambito alimentare, questo sarebbe un grave errore! Ma, non bisogna neanche declassare le conoscenze ayurvediche che sono molto più antiche. Per questo motivo, è molto saggio approfondire le nostre conoscenze sui cibi facendo riferimento all'Ayurveda, infatti ci accorgiamo che i dettagli sono molti, e anche molto interessanti. Quindi, come in tutte le cose, ci vuole buonsenso.

Come avrai potuto vedere, questo libro non è un manuale di medicina Indiana, ma è un concentrato di informazioni per coloro che desiderano avvicinarsi alla visione ayurvedica dell'alimentazione, inoltre è stato scritto cercando di privilegiare la semplicità di lettura, e la fruibilità per chiunque. Spero che queste pagine abbiano aperto una finestra nel tuo modo di vedere l'alimentazione, e spero anche che tu abbia riconosciuto molte di queste indicazioni nelle tue esperienze cibo. Ricorda che l'Ayurveda vede gli alimenti come parte integrante dell'individuo, li mette in relazione con esso, e considera gli effetti che possono avere sulla mente e sul corpo, quindi quello che mangiamo non riguarda solo la colazione, il pranzo e la cena, ma l'intero sviluppo della nostra individualità.

Ti ringrazio per il tuo tempo, e spero che questo libro ti sia stato utile. Ti lascio con un glossario sui termini Ayurveda, che è sempre utile per comprendere i concetti ayurvedici e i termini più utilizzati che potresti incontrare durante le tue ricerche.

Patricia Bednersh

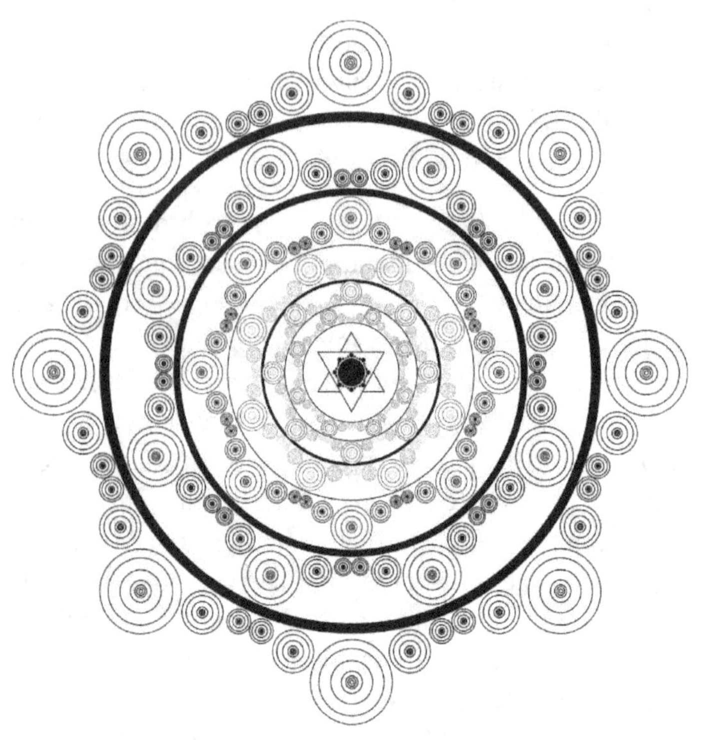

Glossario dei termini Ayurveda

Abhyanga

Massaggio con olio ayurvedico su tutto il corpo; l'automassaggio è una componente importante della routine quotidiana ayurvedica, ma i professionisti addestrati offrono anche trattamenti di abhyanga - sia come terapia a sé stante sia come parte di una pulizia più profonda, come il panchakarma.

Agni

Il terzo dei cinque elementi riconosciuti in Ayurveda: l'elemento fuoco; il principio di trasformazione; il fuoco digestivo, responsabile della digestione stessa, dell'assorbimento e dell'assimilazione; ciò che trasforma il cibo in tessuti, energia e coscienza.

Ahara

Dieta o cibo (come in *ahara chikitsa*, terapia a base di *alimenti*).

Ahara rasa

Il risultato finale del cibo digerito, prodotto entro circa dodici ore dal consumo; questo "succo di cibo" è la forma asthayi (grezza, non trasformata) di rasa dhatu (il plasma e la linfa) e il precursore nutritivo di tutti e sette i dhatus (tessuti corporei).

Ajna chakra

Il sesto di sette chakra, che si trova al terzo occhio ed è responsabile del bilanciamento del sé superiore con il sé inferiore; questo chakra è anche associato all'intuizione - la capacità di fidarci della nostra più profonda conoscenza interiore - ed è simboleggiato da un fiore di loto a due petali, di colore indaco ed è spesso legato alla ghiandola pineale.

Alochaka pitta

Uno dei cinque sottotipi di Pitta; identifica quell'aspetto dei Pitta che risiede principalmente negli occhi e governa la percezione visiva; dal punto di vista funzionale, è responsabile della lucentezza, del colore e della traslucenza dell'occhio, del mantenimento di una temperatura oculare adeguata, nonché della percezione del colore e della luce.

Ama

Crudo, non digerito; una sostanza tossica che causa malattia e può accumularsi nel corpo quando alimenti, erbe, emozioni o esperienze non vengono completamente elaborati, digeriti o assimilati.

Ambu

Acqua; fluidi corporei come rasa dhatu (plasma
e linfa), rakta dhatu (sangue) e secrezioni fluide;
uno dei quattro fattori che influenzano la fertilità,
il concepimento e il prakriti - considerato un
importante componente della salute riproduttiva;
nell'Ayurveda, ambu vaha srotas è il canale
corporeo per ricevere acqua e regolare i fluidi
corporei.

Ambu srota Váha

Il canale corporeo responsabile della ricezione
dell'acqua e della regolazione dei fluidi corporei
come il liquido cerebrospinale, la saliva e le
secrezioni del naso, delle mucose gastriche e del
pancreas; le funzioni di questo canale includono
lubrificazione, energia, bilancio elettrolitico e
mantenimento della temperatura corporea; ambu
vaha srotas è radicato nel pancreas, nel palato
molle e nel plesso coroideo; il suo percorso
coincide con la mucosa gastrointestinale e le sue
aperture sono i reni, le ghiandole sudoripare e la
lingua; questo canale è strettamente legato al
tessuto liquido e acquoso del rasa dhatu (plasma
e linfa) e alla mutra vaha srotas (il canale
urinario).

Amla

È il sapore aspro, che è benefico per i Vata, ma appesantisce Pitta e Kapha.

Anabolico

Un tipo costruttivo di sostanza o processo metabolico; in biologia, una categoria di processi metabolici che sintetizza molecole più complesse da molecole più semplici, costruisce organi e tessuti, produce crescita e differenziazione tra le cellule e che richiede energia per verificarsi. Questo termine corrisponde generalmente alla parola sanscrita, brmhana.

Anahata chakra

Il quarto dei sette chakra, che si trova al centro del cuore ed è collegato alla nostra capacità di amore incondizionato; si dice che questo chakra ospita il nostro sé più puro ed è anche collegato all'immunità; è simboleggiato da un fiore di loto a dodici petali, di colore verde ed è spesso associato alla ghiandola del timo.

Anna maya kosha

La prima delle cinque guaine corporee, o coperture dell'io; poiché questo kosha è fatto di carne ed è nutrito direttamente dal cibo, è anche noto come "corpo alimentare" o "guaina fatta di cibo". L'ana maya kosha è il kosha più grossolano e fisico di tutti i kosha.

Anna vaha srotas

Il canale corporeo responsabile dell'assunzione e del trasporto di cibo. È il tratto digestivo superiore, che inizia alle labbra e comprende l'esofago, lo stomaco e l'intestino tenue.

Anupan

Una sostanza che funge da mezzo per l'assunzione di erbe e altre medicine; molti anupan sono apprezzati per la loro capacità di trasportare erbe e formule più in profondità nei tessuti specifici; anupani ayurvedici comuni includono acqua, burro chiarificato, miele, latte e gel o succo di aloe vera.

Apana vayu

Uno dei cinque sottotipi di Vata; quell'aspetto di Vata che risiede principalmente nel colon e nella cavità pelvica e governa l'energia in movimento verso il basso nel corpo; dal punto di vista funzionale, è responsabile della minzione, della flatulenza, della defecazione, dell'ovulazione, del movimento degli spermatozoi, del concepimento e si attiva nel corpo della madre durante la nascita; apana vayu assorbe anche i minerali e nutre le ossa attraverso la mucosa del colon.

Apatarpana

Un tipo decostruttivo di sostanza, processo o terapia terapeutica (noto anche come langhana) che sta riducendo e alleggerendo - di natura catabolica; il processo di digiuno; l'opposto di santarpana.

Artava dhatu

Il tessuto riproduttivo femminile, tra cui ovaie, ovuli, tube di Falloppio, utero, cervice e vagina; insieme allo shukra (il tessuto riproduttivo maschile), è il dhatu (tessuto umano) più profondo della tradizione ayurvedica e l'ultimo a ricevere nutrimento attraverso l'alimentazione cellulare; responsabile della procreazione e del rilascio emotivo;

Asana

Una parola sanscrita che significa letteralmente "sede"; una postura yoga fisica; il terzo ramo dello yoga descritto negli *Yoga Sutra di* Patanjali, che definiscono gli asana come uno stato di stabilità, forza e facilità del corpo.

Asthayi

Crudo, non trasformato, immaturo, instabile; si riferisce a una fase particolare nella formazione dei tessuti quando i nutrienti e i precursori alimentari sono stati selezionati dai tessuti, ma non sono stati ancora assimilati nei tessuti maturi.

Asthi dhatu

Il quinto di sette dhatus (tessuti umani) nella tradizione ayurvedica; il tessuto osseo; responsabile di fornire struttura al corpo, sostenere i movimenti e proteggere gli organi vitali; associato anche a cartilagine, denti, capelli e unghie.

Avalambaka Kapha

Uno dei cinque sottotipi di Kapha; quell'aspetto del kapha che risiede principalmente nei polmoni, nel tratto respiratorio, nel cuore e nella colonna vertebrale; governa la consegna del prana a ogni cellula, tessuto e organo, mantiene il tono e la permeabilità degli alveoli, protegge il muscolo cardiaco e tende al tono della porzione muscolare dei bronchi.

Ayurveda

Un sistema di guarigione di cinquemila anni con origini nella cultura vedica dell'antica India. La parola sanscrita *Ayurveda* deriva dalle parole radice *ayuh*, che significa "vita" o "longevità", e *veda*, che significa "scienza" o "conoscenza sacra". L'Ayurveda si traduce quindi come "la sacra conoscenza della vita".

Ayurvedico

Pertinente alla tradizione vedica dell'Ayurveda; vedi Ayurveda.

Basti

Un clistere terapeutico con tisana o olio (meglio se praticato sotto la guida di un professionista qualificato); un mezzo importante per eliminare l'eccesso di Vata dal corpo attraverso i due punti; una delle cinque azioni di pulizia coinvolte nel panchakarma.

Bhastrika pranayama

Una pratica di respirazione yogica nota anche come "respiro a soffietto", che consiste in un'inalazione profonda e attiva e un'espirazione forte che provoca un'espansione e una contrazione leggermente più accentuate dell'addome, proprio come un soffietto; questo respiro riscalda, accende il fuoco digestivo, aumenta la circolazione e rinfresca i tessuti profondi.

Bhrajaka pitta

Uno dei cinque sottotipi di Pitta; quell'aspetto di Pitta che risiede principalmente nella pelle; governa la carnagione, il colore e la temperatura della pelle, nonché il senso del tatto, del dolore e della temperatura percepiti attraverso la pelle.

Bhramari pranayama

Una pratica di respirazione yogica molto calmante, nota anche come "alito di api ronzanti", che calma il sistema nervoso e aiuta a connetterci con la nostra vera natura interiore; questa pratica consiste nell'inalare nell'addome e nell'espirare mentre si emette un ronzio nella parte posteriore della gola, come il lieve ronzio di un'ape.

Bhuta agnis

Cinque manifestazioni fisiologiche specifiche di agni (una per ogni elemento: terra, acqua, fuoco, aria ed etere) che si trovano nel fegato; responsabile della trasformazione del cibo ingerito in sostanze biologicamente utili.

Bija

Seme; può riferirsi a un seme di pianta o al tessuto riproduttivo, in particolare lo sperma maschile e l'ovulo femminile; uno dei quattro fattori che influenzano la fertilità, il concepimento e il prakriti - considerato una componente importante della salute riproduttiva.

Bija mantra

Suono del seme, spesso associato alle sillabe di semi che corrispondono a ciascuno dei sette chakra; un suono che supporta la comprensione profonda (al di là della capacità dell'intelletto) e ci aiuta ad allinearci con - e meglio comprendere - certe verità associate a particolari frequenze o vibrazioni.

Bodhaka kapha

Uno dei cinque sottotipi di Kapha; quell'aspetto del kapha che risiede principalmente nella bocca; governa il senso del gusto e la capacità immunitaria delle tonsille; dal punto di vista funzionale, è responsabile del linguaggio, della deglutizione, delle secrezioni salivari, della regolazione dei batteri orali, dell'avvio delle prime fasi della digestione e del mantenimento di una temperatura orale adeguata.

Brmhana

Un tipo costruttivo di sostanza, processo o terapia (noto anche come santarpana) che è tonificante, edificante e nutriente, di natura anabolica; l'opposto del langhana .

Catabolico

Un tipo decostruttivo di sostanza o processo metabolico; in biologia, una categoria di processi metabolici scompone molecole più complesse in molecole più semplici, rilasciando energia nel processo. Questo termine corrisponde generalmente alla parola sanscrita, langhana.

Chakra

Una parola sanscrita per "ruota" o "svolta", ma che, nel contesto yogico, è meglio tradotta come "vortice"; uno dei sette vortici energetici primari (o centri del plesso nervoso) che fanno parte del corpo sottile ed energico; i sette chakra primari si trovano vicino al midollo spinale, dove un certo numero di sottili canali energetici noti come nadi si incontrano e si intersecano; ogni chakra è allineato con un colore particolare, un bija mantra (suono del seme), un numero preciso di petali di loto ed è associato a qualità ed energie specifiche.

Canali

Percorsi fisici o energetici che trasportano sostanze o energie da un luogo all'altro del corpo. "Canale" è una traduzione alquanto inadeguata per il termine sanscrito srotas (singolare; srotamsi è la forma plurale); lo srotamsi ayurvedico più grossolano e più fisico corrisponde in gran parte ai sistemi della medicina occidentale: il sistema circolatorio, il sistema urinario, il sistema digestivo, ecc.; vedi anche srotas).

Chikitsa

Qualsiasi tipo di trattamento o terapia ayurvedica destinato a correggere o gestire uno squilibrio o una malattia specifica (ad es. *Ahara chikitsa* -

trattamento a base di alimenti; shodhana chikitsa - terapie di pulizia; rasayana chikitsa - terapia di ringiovanimento).

Churna

Una miscela di erbe in polvere.

Chyavanprash

Una tradizionale confettura di erbe ayurvediche a base principalmente di amalaki, ma contenente una serie di altri ingredienti complementari; chyavanprash è spesso usato come ringiovanente ed è particolarmente equilibrante per Pitta.

Dashamula

Letteralmente significa "dieci radici"; questa tradizionale formula ayurvedica è molto venerata per la sua capacità di rimuovere l'eccesso di vata dal sistema; prende il nome dagli ingredienti tradizionali in questa formula di base (molti dei quali sono radici) e dirige in modo molto efficace i vata nel corpo verso il basso.

Dhatu

Uno dei sette tessuti identificati nel corpo umano: rasa dhatu (plasma), rakta dhatu (sangue), mamsa dhatu (muscolo), meda dhatu (grasso), asthi dhatu (osso), majja dhatu (tessuto nervoso) e shukra dhatu (tessuto riproduttivo maschile) o artava dhatu (tessuto riproduttivo femminile).

Dinacharya

Una routine quotidiana; una parte importante di uno stile di vita ayurvedico che aiuta ad allineare i nostri corpi ai ritmi quotidiani della natura; il dinacharya tradizionale comprende una vasta gamma di pratiche quotidiane di auto-cura, tra cui una ricca routine di igiene personale, esercizio fisico, pratica spirituale, pasti e sonno.

Dosha

Una delle tre energie funzionali in natura: vata, pitta e kapha. Nel corpo, è il rapporto unico di questi tre umori che determina il prakriti di un individuo (costituzione). Quando i Dosha sono presenti in quantità adeguate, supportano la salute e l'integrità del corpo; quando sono sbilanciati, possono causare malattie.

Ghi

Burro chiarificato (prodotto riscaldando delicatamente il burro non salato fino a quando i solidi del latte possono essere rimossi); una sostanza molto venerata nell'Ayurveda che viene utilizzata in cucina e per scopi terapeutici; considerato anche un importante anupan, in grado di trasportare le erbe più in profondità nei tessuti specifici.

Guna

Una qualità o caratteristica; più comunemente si riferisce a uno dei venti guna primari utilizzati nell'Ayurveda per descrivere diverse sostanze e prevederne gli effetti sul corpo.

Hingvastak

Una formula tradizionale ayurvedica progettata per pacificare i vata nel tratto digestivo.

Ida nadi

Una delle tre nadi più importanti nel corpo sottile (insieme a pingala nadi e sushumna nadi) ; tutti e tre sono responsabili del trasporto del flusso di prana e del risveglio degli stati più elevati di coscienza. Ida nadi è il canale lunare e femminile associato alla parte sinistra del corpo; esso è situato a fianco del midollo spinale, viaggia dalla base della colonna vertebrale alla corona della testa, ed è associato con la narice sinistra.

Jathara agni

Una specifica manifestazione fisiologica di agni che è responsabile della supervisione della digestione e dell'assorbimento del cibo; il fuoco digestivo centrale che nutre tutte le forme di agni in tutto il corpo.

Kapalabhati Pranayama

Una pratica di respirazione yogica attiva, nota anche come "respiro splendente del cranio", che consiste in una rapida successione di forti espirazioni e inalazioni passive. Questa pratica è purificante, corroborante ed equilibrante per vata, pitta e kapha; purifica i canali pranici (srotamsi) senza creare calore.

Kapha

Uno dei tre Dosha (energie funzionali in natura); il kapha è dominato dagli elementi della terra e dell'acqua e governa la struttura e la coesione; è pesante, lento, freddo, oleoso, liscio, denso, morbido, stabile, grezzo e opaco.

Kashaya

Il gusto astringente, che è dominato dagli elementi dell'aria e della terra, si equilibra con il pitta e il kapha, ma appesantisce il vata.

Katu

Il gusto acre, che è predominato dagli elementi di fuoco e aria, si equilibra con il kapha, ma appesantisce il vata e il pitta.

Khavaigunya

Uno spazio debole o difettoso nel corpo in genere causato da lesioni passate, malattie, traumi o modelli genetici familiari; i khavaigunya sono particolarmente vulnerabili agli squilibri frequenti o cronici perché tendono ad attrarre umori ed eccessi nei Dosha.

Kledaka kapha

Uno dei cinque sottotipi di Kapha; quell'aspetto del Kapha che risiede principalmente nello stomaco e nel tratto gastrointestinale; è liquido, morbido, oleoso, viscido e mantiene la mucosa gastrica, fornisce il mezzo liquido in cui avviene la digestione (nello stomaco), idrata le cellule e i tessuti e viene assorbito attraverso la parete dello stomaco per nutrire rasa dhatu e Kapha ovunque nel corpo.

Kosha

Una delle cinque guaine, o coperture dell'io - sia grezze che sottili - che insieme comprendono gli aspetti fisici ed energetici di ciò che siamo.

Kshetra

Campo; grembo; uno dei quattro fattori che influenzano la fertilità, il concepimento e il prakriti - ha considerato una componente importante della salute riproduttiva.

Langhana

Un tipo decostruttivo di sostanza, processo o terapia (noto anche come apatarpana) che sta riducendo e alleggerendo - di natura catabolica; il processo di digiuno; l'opposto del brmhana ; il langhana è un tipo di shodhana chikitsa, una terapia purificante.

Lavana

Il gusto salato, che è dominato dagli elementi acqua e fuoco, si equilibra con il vata, ma appesantisce i pitta e i kapha.

Lekhana

Azione raschiante; una terapia alimentare, vegetale o terapeutica che "raschia" o rimuove il grasso accumulato e le tossine dal corpo; il lekhana è un tipo di shodhana chikitsa, una terapia purificante.

Madhura

Il gusto dolce, che è predominato dagli elementi della terra e dell'acqua, si equilibra con vata e pitta, ma appesantisce kapha.

Maha guna

"Grande qualità;" di solito si riferisce a uno dei tre attributi universali - o qualità della coscienza - da cui derivano tutti i fenomeni: sattva, rajas e tamas . Tutte e tre queste qualità insieme sono generalmente indicate come "maha gunas".

Majja dhatu

Il sesto di sette dhatus (tessuti umani) nella tradizione ayurvedica; comprende tutto il tessuto nervoso, il tessuto connettivo e il midollo osseo; responsabile del riempimento degli spazi nel corpo, della comunicazione e della sensazione; anche associato al sistema endocrino e agli ormoni.

Mamsa dhatu

Il terzo dei sette dhatus (tessuti umani) nella tradizione ayurvedica; include tutto il tessuto muscolare nel corpo; responsabile di forma, movimento, supporto, protezione e intonaco (coesione); dà anche forza, coraggio e fiducia.

Manas prakriti

La costituzione mentale; la proporzione unica di ogni individuo di sattva, rajas e tamas nella mente; manas prakriti è stabilito al momento del concepimento, ma può cambiare nel tempo, riflettendo la nostra capacità di sviluppare stati di coscienza più (o meno) evoluti nel corso della nostra vita.

Mano vaha srotas

Il canale corporeo associato alla mente e responsabile di funzioni come pensiero, sentimento, indagine, discernimento, comunicazione e memoria; questo canale è radicato nel cuore e nei dieci grandi vasi (dieci sottili percorsi energetici radicati anche nel cuore), comprende tutto il corpo e si apre ai cinque organi di senso (occhi, orecchie, naso, lingua e pelle).

Mantra

Una parola, un suono o una frase sacri, spesso usati in meditazione per focalizzare la mente.

Marga

Il percorso, o passaggio attraverso il corpo, per ogni dato srota ayurvedico (sistema di canali).

Marma

Un punto di energia sulla superficie del corpo che è collegato ai percorsi più profondi e sottili (nadi) del corpo; ogni singolo punto marma è associato a specifici organi, canali, energie o emozioni e può essere utile sia come strumento diagnostico che terapeutico; il plurale di *marma* è marmani.

Marmani

Il plurale di marma; un insieme di punti energetici sulla superficie del corpo che sono collegati ai percorsi più profondi e sottili (nadi) del corpo; i marmani sono associati a organi, canali, energie o emozioni specifici, rendendoli utili sia come strumenti diagnostici che terapeutici.

Meda dhatu

Il quarto dei sette dhatus (tessuti umani) nella tradizione ayurvedica; include tutto il tessuto adiposo nel corpo; responsabile della lubrificazione, isolamento, protezione e conservazione dell'energia; dona anche forma e bellezza al corpo e dolcezza alla voce.

Mudra

Un gesto della mano spesso usato in meditazione e yoga per incanalare il flusso di energia nel corpo.

Mukha

La bocca, l'apertura o l'ingresso in qualsiasi dato
srota ayurvedico (sistema di canali) e, a volte, il
punto in cui uno srota diventa un altro; il mukha
è terapeuticamente significativo perché è spesso
usato come punto di accesso per il trattamento
degli srotas nel loro insieme.

Mula

La radice, o punto di origine, per ogni dato srota
ayurvedico (sistema di canali); la mula rivela
spesso connessioni più sottili e di sviluppo che
possono influire sulla salute generale degli
srotas.

Mutra vaha srotas

Il canale corporeo responsabile dell'urina; mutra
vaha srotas è radicata nei reni (e governata da
essi), il suo percorso comprende gli ureteri, la
vescica e l'uretra e si apre all'esterno del corpo
nell'orifizio uretrale esterno.

Nadi

Una parola sanscrita con molti significati, tra cui
"fiume", "canale" e "passaggio"; L'ayurveda
riconosce migliaia di nadi - sia grezzi che sottili
- che trasportano varie sostanze ed energie da un
luogo a un altro in tutto il corpo e il campo
energetico. Nadi si riferisce anche al polso, uno

degli strumenti più importanti per la valutazione clinica in Ayurveda.

Nadi shodhana pranayama

Una pratica di respirazione yogica nota anche come "respirazione a narici alternate", ma che letteralmente significa "pulizia del canale"; questa pratica consiste nell'inalare ed espirare in uno schema particolare, attraverso narici alternate. Nadi shodhana pranayama si sta equilibrando con gli emisferi destro e sinistro del cervello, calmando profondamente il sistema nervoso e rivitalizzando la mente.

Nasya

Una pratica terapeutica per applicare olio semplice o alle erbe (o erbe medicinali) ai passaggi nasali; un mezzo importante per eliminare l'eccesso di vata, pitta e kapha dalla testa, dal collo, dalla gola e dai sensi attraverso i passaggi nasali; una delle cinque azioni di pulizia coinvolte nel panchakarma.

Neti

Una pratica terapeutica di pulizia dei passaggi nasali con acqua salata (noto anche come *jala-neti*); un importante mezzo per eliminare polvere in eccesso, polline, muco e altri blocchi dai passaggi nasali; una pentola neti è il vaso utilizzato per versare la soluzione salina in una narice in modo che possa fluire attraverso l'altra narice.

Ojas

L'essenza sottile positiva del kapha, che dà al corpo forza, vigore, vitalità e immunità; il prodotto finale di una digestione perfetta. Ojas condivide una sottile integrità funzionale con tejas e prana.

Pachaka Pitta

Uno dei cinque sottotipi di pitta; quell'aspetto di pitta che risiede principalmente nell'intestino tenue e nello stomaco; funzionalmente, governa la scomposizione del cibo ingerito, rendendo i nutrienti disponibili per l'uso nel corpo.

Pachana

Una sostanza che neutralizza le tossine nel corpo e ama; un trattamento (noto anche come *pachana* chikitsa) che "cuoce" o neutralizza le tossine nel corpo, aiutando ad eliminare gli umori; una delle pratiche incluse in shamana chikitsa (terapia palliativa), che viene spesso impiegata quando l'approccio più intenso di shodhana chikitsa (terapia detergente) è controindicato.

Panchakarma

Un termine sanscrito che significa letteralmente "cinque azioni"; una profonda pulizia ayurvedica focalizzata sull'eccesso di vata, pitta, kapha e ama nel tratto digestivo per essere eliminati dal corpo; panchakarma si riferisce alle cinque tradizionali azioni di pulizia ayurvedica utilizzate per eliminare questi disturbi dal tratto digestivo: vamana (vomito terapeutico), virechana (purgazione terapeutica), basti (clistere terapeutico), rakta moksha (pulizie terapeutiche del sangue) e nasya (somministrazione terapeutica di erbe e oli ai passaggi nasali).

Pingala nadi

Una delle tre nadi più importanti nel corpo sottile (insieme a ida nadi e sushumna nadi); tutte e tre sono responsabili del trasporto del flusso di prana e del risveglio degli stati più elevati di coscienza; pingala nadi è il canale solare maschile associato al lato destro del corpo; è situato alla destra del midollo spinale, viaggia dalla base della colonna vertebrale alla corona della testa ed è associato alla narice destra.

Pitta

Uno dei tre Dosha (energie funzionali in natura); pitta è dominato dagli elementi fuoco e acqua e governa la trasformazione; è leggero, acuto (o penetrante), caldo, oleoso, liquido e diffuso.

Poshaka Kapha

Il precursore fisico del kapha Dosha che nutre il kapha in tutto il corpo; un prodotto di scarto naturale che si forma quando matura il rasa dhatu.

Poshaka pitta

Il precursore fisico della pitta Dosha che nutre pitta in tutto il corpo; un prodotto di scarto naturale che si forma man mano che rakta dhatu matura; bile.

Prabhava

Un'azione imprevedibile di una particolare sostanza sul corpo, qualcosa impossibile da spiegare con la logica; parte dell'impatto più ampio di ogni sostanza ingerita sul corpo, che include anche il suo rasa (gusto), virya (temperatura) e vipaka (effetto post-digestivo).

Prakriti

Costituzione; il rapporto unico di vata, pitta e kapha stabilito al momento del concepimento e risultante in un insieme unico di tendenze, punti di forza e vulnerabilità fisiche, emotive e mentali.

Prakriti

Materia primordiale; l'utero cosmico; secondo la filosofia *Sankhya* , la Madre Cosmica, la divina energia femminile dietro la creazione, il potenziale femminile da cui emerge ogni forma.

Prana

La forza vitale vitale che entra nel corpo principalmente attraverso il respiro, ma che può anche provenire da cibo e acqua; il flusso d'intelligenza cellulare, percezione e comunicazione che è l'essenza sottile positiva di vata; prana condivide una sottile integrità funzionale con ojas e tejas.

Prana maya kosha

Il secondo di cinque guaine corporee, o coperture dell'io; poiché questo kosha è fatto di prana (la forza vitale vitale collegata al respiro), è anche noto come "corpo del respiro" o "guaina fatta di respiro"; questo kosha pervade l'intera anna maya kosha e si estende leggermente oltre la carne.

Prana vaha srotas

Il canale corporeo responsabile della ricezione e della circolazione del prana (la forza vitale vitale); le funzioni includono respirazione, pensiero, sentimento emotivo e comunicazione con il sé superiore; questo canale è radicato nel cuore e nel tratto digestivo, comprende l'intero tratto respiratorio e i polmoni e si apre all'esterno del corpo al naso.

Prana vayu

Uno dei cinque sottotipi di Vata; quell'aspetto di vata che risiede principalmente nella testa e che governa la discesa del prana e della coscienza nel corpo; funzionalmente, è responsabile dell'inalazione, della funzione cerebrale superiore e del movimento della mente: pensieri, emozioni, sensazioni e flusso della percezione.

Pranayama

Il quarto ramo dello yoga, come descritto negli *Yoga Sutra di* Patanjali; pratiche di respirazione yogica che lavorano direttamente con l'energia vitale del prana e intendono aumentare la consapevolezza e preparare la mente e il corpo alla meditazione. Ogni singolo pranayama ha indicazioni, controindicazioni e benefici specifici.

Purisha vaha srotas

Il canale corporeo responsabile del trasporto delle feci. È il tratto digestivo inferiore e include la funzione del colon e del retto.

Rajas

Uno dei tre maha gunas, attributi universali (o qualità della coscienza) che danno origine a tutti i fenomeni in natura; rajas è il principio che accende l'energia, il movimento, la passione e la capacità di agire.

Rajasic

Una sostanza, esperienza o stato mentale infuso con le qualità del rajas: energia cinetica, movimento, passione e azione.

Rakta dhatu

Il secondo di sette dhatus (tessuti umani) nella tradizione ayurvedica; approssimativamente equiparato al sangue, ma più specificamente alla porzione di sangue che trasporta ossigeno: i globuli rossi, che l'Ayurveda distingue dal rasa dhatu (plasma, linfa e globuli bianchi); rakta dhatu è responsabile del mantenimento della vita, dell'ossigenazione e del trasporto di nutrienti.

Rakta moksha

Una pratica terapeutica del rilascio di sangue o della pulizia del sangue; un mezzo importante per purificare ed eliminare l'eccesso di pitta dal sangue; una delle cinque azioni di pulizia coinvolte nel panchakarma.

Rakta vaha srotas

Il canale corporeo responsabile dell'ossigenazione e della circolazione dei globuli rossi in tutto il corpo; questo canale è radicato nel fegato e nella milza, comprende anche i globuli rossi, il cuore, il midollo osseo e le arterie e si apre alla giunzione venosa arteriale.

Ranjaka Pitta

Uno dei cinque sottotipi di pitta; quell'aspetto della pitta che risiede principalmente nel fegato, nella milza e nello stomaco e dà colore a tutti i tessuti del corpo; dal punto di vista funzionale, è responsabile della formazione dei globuli rossi nel midollo osseo, della bile nel fegato e dei globuli bianchi nella milza.

Rasa

Una parola sanscrita con molti significati, tra cui "gusto", "sapore", "essenza", "esperienza", "succo", "linfa" e "plasma". L'Ayurveda identifica sei gusti principali: madhura (dolce), amla (acido), lavana (salato), katu (acre), tikta (amaro) e kashaya (astringente). Come gusto, il rasa è la nostra prima esperienza di sostanza ingerita; altri usi comuni di questa parola includono ahara rasa (succo di cibo o chyle) e rasa dhatu (plasma e linfa).

Rasa dhatu

Il primo dei sette dhatus (tessuti umani) nella tradizione ayurvedica; include il plasma, la linfa e i globuli bianchi; poiché è il primo dhatu a ricevere nutrimento dal cibo ingerito, il rasa dhatu è responsabile della fornitura di nutrizione ed energia a ogni cellula e tessuto del corpo.

Rasa vaha srotas

Il canale corporeo responsabile della nutrizione cellulare e della circolazione della linfa e del plasma in tutto il corpo; rasa vaha srotas è anche associato all'immunità, alla fede e alla regolazione sia del volume che della pressione sanguigna; questo canale è radicato nel cuore e nei dieci grandi vasi (dieci sottili percorsi energetici radicati anche nel cuore), include i sistemi venoso e linfatico.

Rasayana

Una sostanza che nutre e tonifica tutto il corpo; la pratica ayurvedica della terapia di ringiovanimento (nota anche come *rasayana* chikitsa) - un processo specifico per offrire un nutrimento profondo alle cellule, ai tessuti e agli organi del corpo a supporto della loro guarigione, rinnovamento e rigenerazione; questa pratica è indicata in diverse situazioni (ad esempio, dopo una pulizia profonda come il panchakarma) e si ritiene che aumenti l'immunità, la resistenza e la longevità.

Ringiovanimento

Il processo terapeutico di offrire nutrimento profondo alle cellule, ai tessuti e agli organi del corpo a supporto della loro guarigione, rinnovamento e rigenerazione; questa terapia è indicata in diverse situazioni (ad es. dopo una pulizia profonda come il panchakarma) e si ritiene che aumenti l'immunità, la resistenza e la longevità.

Rejuvenative

Una sostanza o esperienza che nutre e tonifica tessuti specifici o, in alcuni casi, l'intero corpo.

RTU

Tempo; stagione; uno dei quattro fattori che influenzano la fertilità, il concepimento e il prakriti - e considerato una componente importante della salute riproduttiva; RTU può anche riferirsi a cicli interni come l'ovulazione e le mestruazioni, nonché ai tempi di concepimento, gestazione e nascita.

Rtucharya

Una routine stagionale; simile al concetto di dinacharya, ma anche responsabile del ciclo delle stagioni; rtucharya ci incoraggia ad adattare le nostre routine personali per allinearci più strettamente ai ritmi del mondo naturale, introducendo pratiche e qualità che promuovono naturalmente l'equilibrio durante tutto l'anno.

Sadhaka pitta

Uno dei cinque sottotipi di pitta; quell'aspetto di pitta che risiede principalmente nel cervello e nel cuore; funzionalmente, governa il pensiero cosciente, la conoscenza, la comprensione, l'apprezzamento e le emozioni; sadhaka pitta trasforma le sensazioni in sentimenti ed emozioni, le metabolizza e le elabora e regola i neurotrasmettitori in tutto il corpo; questo sottotipo di pitta è anche responsabile dell'ego (il senso di sé e "io sono").

Sahasrara Chakra

Il settimo di sette chakra, che si trova sulla sommità della testa e funge da punto di connessione per la coscienza spirituale superiore; associato con coscienza divina, consapevolezza espansiva e stati di beatitudine; è simboleggiato da un fiore di loto dai mille petali, il colore viola, ed è spesso legato alla ghiandola pineale (come il sesto chakra, ajna chakra).

Samadhi

Uno stato di coscienza altamente evoluto che invoca gioia profonda, felicità spirituale ed estasi; uno stato d'animo caratterizzato da espansività e consapevolezza passiva senza scelta; uno stato dell'essere in cui corpo, mente e coscienza sono superbamente bilanciati quando la consapevolezza individuale si fonde con la presenza ultima, nella pura esistenza.

Samana vayu

Uno dei cinque sottotipi di vata; quell'aspetto di vata che risiede principalmente nell'intestino tenue e nell'ombelico e che regola la digestione, l'assorbimento e l'assimilazione nel corpo; dal punto di vista funzionale, è responsabile del movimento dell'intestino tenue, della peristalsi, nonché della secrezione di succhi digestivi, enzimi epatici e bile; svolge anche un ruolo chiave nella creazione della fame.

Santarpana

Un tipo costruttivo di sostanza, processo o terapia terapeutica (noto anche come brmhana) che tonifica, costruisce e nutre - di natura anabolica; l'opposto di apatarpana .

Satsang

Una parola sanscrita con diversi significati come "vera compagnia", "società alla ricerca della più alta verità" o "discorso spirituale"; satsang in genere si riferisce a un gruppo di individui affini che si riuniscono a sostegno dell'altro sviluppo spirituale; l'incontro può comportare la lettura o l'ascolto di insegnamenti spirituali, la riflessione sul loro significato e la meditazione - o la pratica di altri mezzi per integrare gli insegnamenti nella propria esperienza quotidiana.

Sattva

Uno dei tre maha gunas: attributi universali (o qualità della coscienza) che danno origine a tutti i fenomeni in natura; sattva è il principio che dà origine a equilibrio, chiarezza, luce, intelligenza, compassione, intuizione e saggezza.

Sattvic

Una sostanza, esperienza o stato mentale infuso con le qualità del sattva: luce, chiarezza, intelligenza, compassione e saggezza.

Shamana Chikitsa

Terapie palliative ayurvediche che pacificano delicatamente i Dosha a sostegno di un ritorno all'equilibrio. Queste terapie vengono spesso impiegate quando l'approccio più intenso di shodhana chikitsa (terapia detergente) è controindicato.

Sheetali pranayama

Una pratica di respirazione yogica nota anche come "respiro rinfrescante", che consiste nell'inspirare attraverso la lingua arricciata (come se respirassi attraverso una cannuccia) ed espirare attraverso il naso. Questo respiro è rinfrescante, profondamente pacificante per la pitta e aiuta a ridurre il calore in eccesso e l'infiammazione in tutto il corpo.

Shirodhara

Un trattamento ayurvedico di olio di erbe caldo versato lentamente e in un flusso continuo sulla fronte e sul terzo occhio, promuovendo un profondo senso di rilassamento che calma il sistema nervoso, espande la consapevolezza e sincronizza le onde di pensiero.

Sheetkari pranayama

Un'altra pratica di respirazione yogica conosciuta come "respiro rinfrescante"; questo respiro consiste nell'inspirare lungo i lati della lingua (e attraverso gli angoli della bocca) ed espirare attraverso il naso. Questo respiro è rinfrescante, profondamente pacificante per il pitta e aiuta a ridurre il calore in eccesso e l'infiammazione in tutto il corpo.

Shleshaka Kapha

Uno dei cinque sottotipi di kapha trovati in tutte le articolazioni; una sostanza grassa che lubrifica e ammortizza le articolazioni, protegge le ossa dal deterioramento e consente libertà di movimento.

Shodhana chikitsa

Terapie detergenti ayurvediche volte a rimuovere l'eccesso di Dosha, ama e altre tossine dal corpo. Le cinque terapie detergenti per le quali prende il nome panchakarma sono esempi di shodhana chikitsa, ma ce ne sono altre, come il digiuno (langhana) e il grasso raschiante (lekhana).

Shukra dhatu

Il tessuto riproduttivo maschile; insieme ad artava dhatu (il tessuto riproduttivo femminile), il dhatu (tessuto umano) più profondo della tradizione ayurvedica e l'ultimo a ricevere nutrimento attraverso l'alimentazione cellulare; responsabile della procreazione e del rilascio emotivo; associato alla produzione di ojas.

Sitopaladi

Una formula tradizionale ayurvedica che promuove l'immunità e favorisce la salute e il benessere generale; *sitopala* significa letteralmente "caramella di roccia", un ingrediente importante in questa formula che lenisce pitta e calma vata; il suffisso *adi* significa "eccetera" e si riferisce al fatto che questa formula è un mix di diversi ingredienti complementari.

Sneha

Una parola sanscrita che significa sia "olio" che "amore" - che è degna di nota, data la regolarità con cui l'Ayurveda usa l'olio come sostanza terapeutica; la connessione tra i due significati è particolarmente significativa per la pratica dell'abhyanga, che prevede l'applicazione terapeutica dell'olio (e dell'amore) su tutto il corpo.

Snehana

La pratica terapeutica di applicare olio sul corpo, sia internamente che esternamente; una parte importante della pulizia ayurvedica conosciuta come panchakarma. Snehana ammorbidisce i tessuti, lubrifica lo srotamsi (canali del corpo) e supporta il rilascio di Dosha profondi, ama (tossine) ed emozioni non risolte dai tessuti.

Soma

Energia lunare; plasma cosmico; la forma più sottile della materia; la sottile essenza di ojas, che nutre le cellule, le molecole di RNA / DNA e alla fine diventa coscienza; nel corpo, il soma è correlato alla ghiandola pineale, alla serotonina e ai sentimenti di felicità. Nei testi vedici, soma si riferisce sia a una misteriosa pianta sacra, sia a una bevanda ricavata dal succo di quella pianta; si dice che la bevanda sia un elisir di vita, dando l'immortalità a chiunque la beva.

Srota

Un percorso o canale fisico o energetico che trasporta sostanze o energia da un luogo all'altro del corpo; uno degli innumerevoli sistemi fisiologici ed energetici nel corpo. Il plurale di *srotas* è srotamsi. Lo srotamsi ayurvedico più grossolano corrisponde in gran parte ai sistemi della medicina occidentale: il sistema circolatorio, il sistema urinario, il sistema digestivo, ecc.

Srotamsi

Il plurale di srotas; un insieme di percorsi fisici o energetici che trasportano sostanze o energia da un luogo all'altro del corpo; il più grave srotamsi ayurvedico corrisponde in gran parte ai sistemi della medicina occidentale: il sistema circolatorio, il sistema urinario, il sistema digestivo, ecc.

Stanya vaha srotas

Il canale corporeo responsabile del sistema di allattamento nelle donne.

Sub-Dosha

Ciascuno dei Dosha (vata, pitta e kapha) ha cinque sotto-Dosha (o sottotipi), che hanno azioni specifiche, supervisionando la mente e le emozioni, nonché le funzioni di organi specifici.

Corpo sottile

Gli aspetti energetici del sé che permeano e informano il corpo fisico, ma che si estendono anche oltre la forma fisica; vedi anche kosha.

Sushumna nadi

Una delle tre nadi più importanti nel corpo sottile (insieme a ida nadi e pingala nadi), che sono responsabili del trasporto del flusso di prana e del risveglio degli stati più elevati di coscienza; sushumna nadi è il canale centrale associato all'equilibrio e all'integrazione tra forze maschili e femminili; viaggia dalla base della colonna vertebrale alla corona della testa attraverso il centro del midollo spinale, intersecando ciascuno dei sette chakra e aprendosi al sahasrara chakra ; sushumna nadi è associato alla respirazione simultanea di entrambe le narici sinistra e destra.

Svastha

La salute, come definita dall'Ayurveda: uno stato dell'essere situato nel proprio Sé che consente di sperimentare la beatitudine in tutta la mente, l'anima e i sensi, sostenendo il perfetto equilibrio tra tre Dosha (energie funzionali di vata, pitta e kapha), i sette dhatus (tessuti corporei), i percorsi di eliminazione e agni (il fuoco metabolico).

Svedhana

La pratica terapeutica della sudorazione delicata, di solito dopo l'applicazione di olio sul corpo; una componente importante della pulizia ayurvedica nota come panchakarma; svedhana aiuta a sciogliere ama (tossine), eccesso Dosha, e le emozioni non risolte dalle profondità dei tessuti del corpo e li incoraggia a muoversi verso l'apparato digerente, dove possono essere facilmente eliminati.

Talisadi

Una formula tradizionale ayurvedica che promuove l'immunità, la respirazione sana e il benessere generale; talisadi contiene tutti gli ingredienti in sitopaladi e alcuni altri che intensificano il suo calore, aumentano la sua capacità di accendere l'agni (il fuoco digestivo) e lo incoraggiano a bruciare ama (tossine). Questa formula è in equilibrio con tutti e tre i Dosha con moderazione ma, in eccesso, può aggravare pitta.

Tamas

Uno dei tre maha gunas (attributi universali o qualità della coscienza) che danno origine a tutti i fenomeni in natura; tamas è il principio responsabile di inerzia, oscurità, pesantezza, lentezza, sonno e decadimento; tamas dà anche origine ai cinque elementi e ai loro attributi sottili, i cinque tanmatras (oggetti della percezione): suono, tatto, forma, gusto e olfatto.

Tamasic

Una sostanza, esperienza o stato mentale infuso con le qualità di tamas: inerzia, oscurità, pesantezza, lentezza, sonnolenza e decadimento.

Tanmatra

I cinque oggetti della percezione: odore, gusto, forma, tatto e suono; la forma energetica più sottile di ciascuno dei cinque elementi (terra, acqua, fuoco, aria ed etere).

Tarpaka Kapha

Uno dei cinque sottotipi di Kapha; quell'aspetto di kapha che risiede principalmente nella sostanza bianca del cervello, è presente nel liquido cerebrospinale e lubrifica i seni nasali e la cavità nasale con uno strato protettivo; funzionalmente registra ogni memoria o esperienza psicologica, fattuale o biologica e lavora sia a livello conscio che a livello subconscio, nutrendo e favorendo la contentezza delle cellule nervose.

Tejas

Energia solare; l'essenza sottile positiva di agni e di pitta che governa l'intelligenza, il discernimento, l'entusiasmo e tutti i tipi di digestione e trasformazione; tejas condivide una sottile integrità funzionale con ojas e prana.

Dieci grandi navi

Una serie di dieci nadi (sottili percorsi energetici) descritti nei testi vedici radicati nel cuore e che viaggiano verso le dieci porte del corpo (i due occhi, due orecchie, due narici, bocca, organo genitale, ano, e la corona della testa); le dieci grandi navi sono intimamente connesse alla mano vaha srotas (il canale della mente) e alla rasa vaha srotas (il canale del plasma e della linfa) - entrambe le quali sono anch'esse radicati nel cuore; delle dieci navi, tre sono considerate le più importanti: ida nadi , pingala nadi e sushumna nadi , che si aprono rispettivamente alla narice sinistra, alla narice destra e alla corona della testa.

Tikta

Il gusto amaro, che è dominato dall'aria e dagli elementi eterei ed è in equilibrio con pitta e kapha, ma può appesantire vata.

Tridoshic

Pacificante o equilibrante per tutti e tre i Dosha: vata, pitta e kapha.

Trikatu

Una formula tradizionale ayurvedica composta da tre erbe pungenti: pippali, zenzero e pepe nero; un efficace ringiovanente per il kapha;

tradizionalmente usato per accendere l'agni (il fuoco digestivo), bruciare il grasso in eccesso e ama (tossine), sostenendo il metabolismo sano, i canali respiratori chiari e i polmoni.

Triphala

Una formula tradizionale ayurvedica composta dalle polveri di tre frutti secchi: amalaki, bibhitaki e haritaki; triphala è venerato per la sua capacità unica di detergere e disintossicare delicatamente il tratto digestivo, sostenere la regolarità e allo stesso tempo offrire un nutrimento profondo ai tessuti.

Udana vayu

Uno dei cinque sottotipi di Vata; quell'aspetto di vata che risiede principalmente tra il diaframma e la gola e governa il movimento verso l'alto nel corpo; funzionalmente, è responsabile del linguaggio, dell'espressione, dell'espirazione e del movimento del diaframma e dei muscoli intercostali; udana vayu è anche legata alla memoria, alla creatività e al mantenimento del normale colore della pelle e della carnagione.

Udvartana

La pratica di massaggiare la pelle con polveri secche; frequentemente raccomandato dopo l'abhyanga o lo snehana perché è utile per rimuovere l'olio in eccesso dalla pelle; questa pratica riduce il kapha, aumenta la circolazione, rafforza la salute della pelle, aiuta a liquefare il grasso e conferisce forza, stabilità e coesione ai tessuti del corpo.

Ujjayi pranayama

Una pratica di respirazione yogica nota anche come "respiro della vittoria", che consiste nell'inalare ed espirare attraverso una leggera costrizione nella parte posteriore della gola in modo che il respiro diventi leggermente udibile; questa pratica è leggermente riscaldante, profondamente tranquillizzante, pacificante per tutti e tre i Dosha, ed è generalmente appropriata per chiunque, e comunemente incoraggiata durante la pratica dell'asana yoga.

Vajikarana

Uno degli otto rami della medicina ayurvedica, questo si occupa di tutti i tipi di disfunzione sessuale; *vajikarana* chikitsa (terapia) ha lo scopo di migliorare il funzionamento generale dei canali riproduttivi sia negli uomini che nelle donne; la radice della parola *vajikarana* è " *vaji* ", che significa "stallone"; queste terapie hanno lo scopo di conferire ai loro destinatari la virilità di un cavallo.

Vamana

La pratica del vomito terapeutico (meglio praticata sotto la guida di un professionista qualificato); un mezzo importante per eliminare l'eccesso di kapha dallo stomaco e dai polmoni; una delle cinque azioni di pulizia coinvolte nel panchakarma.

Vata

Uno dei tre Dosha (energie funzionali in natura); vata è predominata dall'etere e dagli elementi dell'aria e governa il movimento e la comunicazione; è leggero, freddo, asciutto, ruvido, mobile, sottile e chiaro.

Vayu

Il secondo dei cinque elementi riconosciuti in Ayurveda: l'elemento aria; vento; il principio di movimento; un nome alternativo per vata.

Vedica

Pertinente al periodo vedico nell'antica India, tra il 1750 e il 500 a.C. circa; il tempo durante il quale furono composti i *Veda*, inclusi i più antichi testi antichi di Ayurveda e Yoga.

Vikriti

Lo stato di salute attuale di un individuo; il rapporto specifico di vata, pitta e kapha che attualmente esiste all'interno del proprio corpo, al contrario del rapporto naturale dei tre Dosha rappresentati dal proprio prakriti (costituzione).

Vipaka

L'effetto post-digestivo di una sostanza ingerita, sperimentato nelle fasi finali della digestione, dopo che sono stati sperimentati il rasa (gusto) e la virya (energia di riscaldamento o raffreddamento di una sostanza); questa fase della digestione colpisce gli escrementi e nutre le singole cellule.

Virechana

La pratica della purgazione terapeutica del tratto digestivo (meglio praticata sotto la guida di un professionista qualificato); un mezzo importante per eliminare i Dosha in eccesso (specialmente pitta) dal tratto digestivo e, in particolare, dall'intestino tenue; una delle cinque azioni di pulizia coinvolte nel panchakarma.

Virya

La natura riscaldante o rinfrescante di una sostanza ingerita, sperimentata dopo il rasa (gusto), ma prima del vipaka (effetto post-digestivo); mentre esiste un ampio spettro di varianza tra caldo e freddo, la maggior parte delle sostanze può essere descritta come riscaldamento o raffreddamento in natura.

Vyana vayu

Uno dei cinque sottotipi di Vata; quell'aspetto di vata che risiede principalmente nel cuore e nel sistema circolatorio e che regola i movimenti circolari nel corpo (come la circolazione); dal punto di vista funzionale, è responsabile del mantenimento dell'attività cardiaca, della circolazione del sangue e della linfa, della nutrizione cellulare e dell'ossigenazione, nonché del movimento delle articolazioni e dei muscoli scheletrici.

Yoga

Una parola sanscrita che significa letteralmente "gioire" o "legare" insieme— "unire"; la pratica dello yoga è una raccolta di discipline fisiche, mentali e spirituali intese a trasformare e liberare l'organismo mente-corpo. In Occidente, la parola *yoga di* solito si riferisce al terzo ramo dello yoga, come descritto negli *Yoga Sutra di* Patanjali: la pratica degli asana (posture fisiche).

Yogica

Appartenente alla tradizione vedica dello yoga.

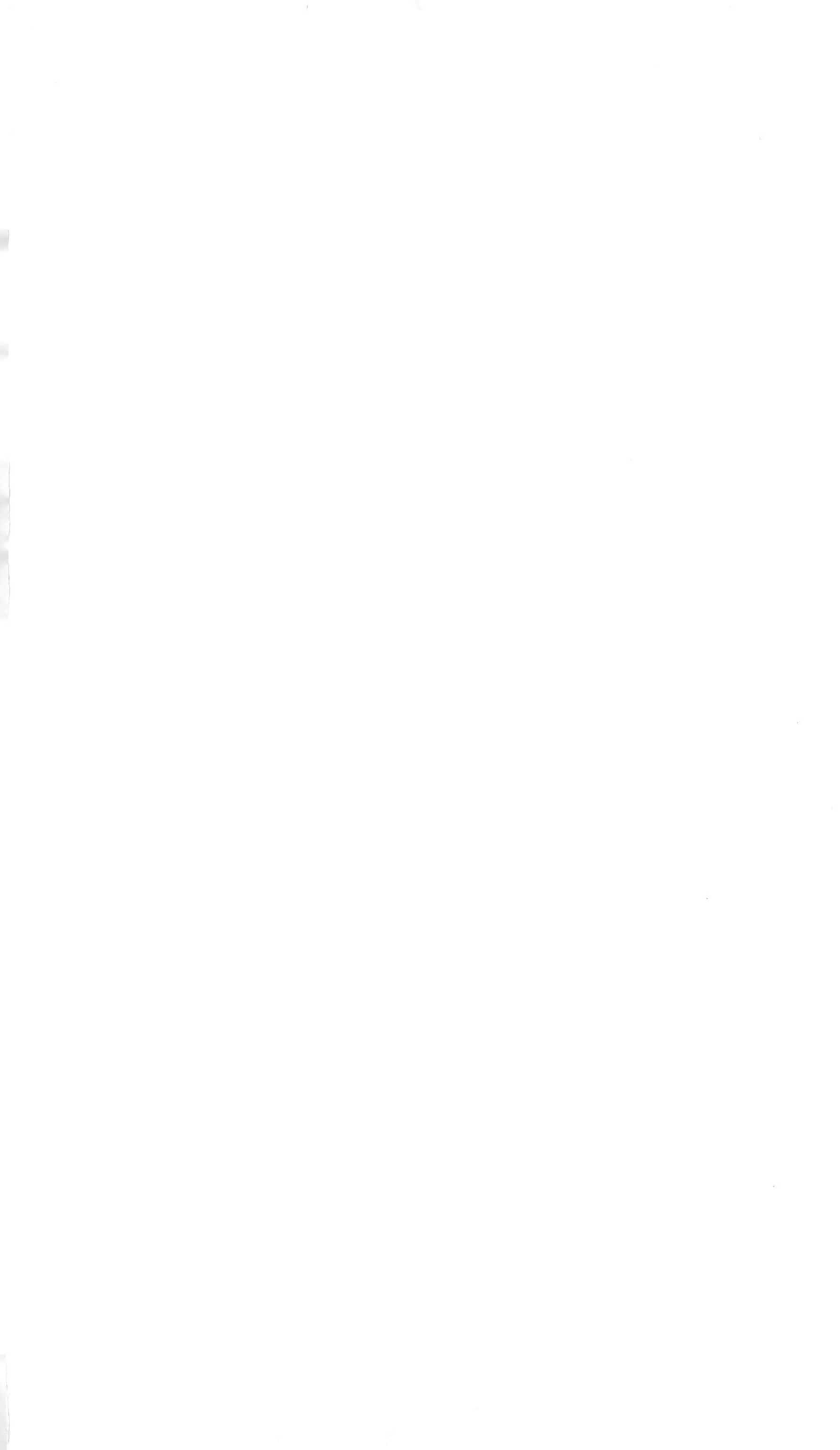

9 781657 268593